Dr. med. Ilse-Maria Fahrnow | Jürgen Fahrnow

FÜNF ELEMENTE ERNÄHRUNG

Der einfache Weg zu einem Leben
im Gleichgewicht

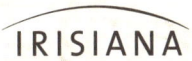

IRISIANA

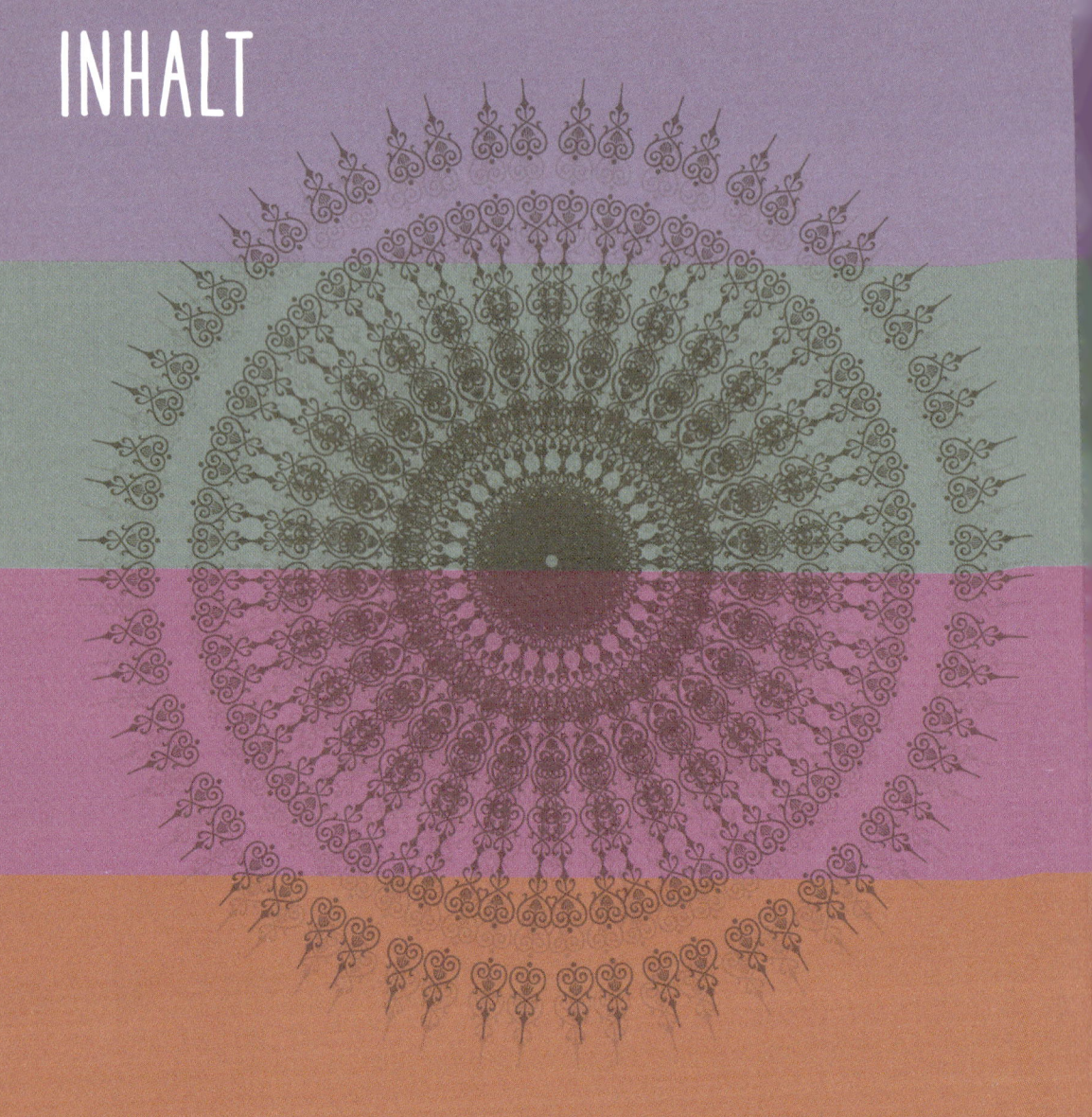

INHALT

FÜNF ELEMENTE
IN BALANCE

FÜNF ELEMENTE
IN ALLEM, WAS IST

FÜNF ELEMENTE
IN DER PRAXIS

FÜNF ELEMENTE
FÜR ALLE FÄLLE

Service

FÜNF ELEMENTE
IN BALANCE

Die fünf Elemente stehen für verschiedene energetische Qualitäten und ihren Einfluss auf unser Leben. Wir können die Ernährung danach ausrichten und so Energie tanken, uns regenerieren, unser Wunschgewicht erreichen oder einfach nur Köstliches genießen.

木
火
土
金
水

EINLADUNG ZU EINER ENTDECKUNGSREISE

Gesunde Ernährung ist in aller Munde. Warum gibt es dennoch immer mehr chronisch erschöpfte, kranke und übergewichtige Menschen? Es scheint gar nicht so einfach zu sein, sich durch das Dickicht aus Werbung, Meinungsmache, Forschung und Politik zu bewegen. Unzählige, oft widersprüchliche Informationen stehen zur Verfügung. Gleichzeitig fehlt es den meisten Menschen an Zeit und Übung, um den besten Weg mithilfe ihres Bauchgefühls zu finden.

Deshalb stellen wir Ihnen hier unsere Lieblingsstrategie für gesunde Ernährung vor und laden Sie zu einer Entdeckungsreise ein. Sie lernen auf einfache und kurzweilige Weise das Konzept von den Fünf Elementen kennen. Mit unseren praktischen Übungen können Sie sofort feststellen, ob Ihnen diese Ideen weiterhelfen. Wir selbst balancieren unsere Fünf Elemente über die Nahrung und einige Lebensgewohnheiten seit mehr als 20 Jahren aus. In Seminaren und Vorträgen haben wir inzwischen auch einige tausend Menschen dabei angeleitet. Deren Feedback ist uns Bestätigung dafür, dass es sich lohnt.

Zum Einstieg bitten wir Sie um eine Kleinigkeit: Vergessen Sie alles, was Sie über gesunde Ernährung gelernt haben. Stellen Sie sich vor, dass Sie die köstlichsten Speisen genießen dürfen. Halten Sie es für möglich, dass Sie Gewicht abgeben, während Sie immer so viel gutes Essen zu sich nehmen, wie Sie möchten. Halten Sie es für denkbar, dass Sie auch Ihre Kinder mit dieser Ernährungsstrategie begeistern werden. Lassen Sie sich einfach auf ein Abenteuer ein und öffnen Sie Ihr Bewusstsein für neue Möglichkeiten.

Jürgen Fahrnow ist Profikoch. Er entwickelt Rezepte, die man einfach nachkochen kann. Vielleicht bereiten Sie sich und Ihren Lieben zum Einstieg einfach etwas Gutes aus diesem Buch zu? Oder Sie beginnen mit einer der zahlreichen praktischen Übungen, die meist eine sofortige Wirkung entfalten. Die Fünf-Elemente-Küche passt in jede Kultur. Auch Ihr Lieblingsgericht können Sie auf diese Weise zubereiten. Lassen Sie sich überraschen, wie viel besser es Ihnen schmecken wird! Wir wünschen Ihnen einen gesegneten Appetit!

GLÜCKLICH LEBEN IN HARMONIE UND BALANCE

Auf dieser Erde zu leben heißt, ununterbrochen in Bewegung zu sein. Endet die Bewegung, so endet auch das Leben in der Materie. Genau das fürchten manche Menschen. Sie sehnen sich nach Geborgenheit und Ruhe und möchten den einmal erworbenen Zustand nicht mehr aufgeben. Das Leben aber verändert sie ununterbrochen. Jede Körperzelle wird in regelmäßigen Zyklen durch eine neue ersetzt. Schleimhautzellen regenerieren sich in etwa sechs Wochen, Knochenzellen benötigen etwas mehr Zeit. Nach cirka sieben Jahren ist der Mensch einmal komplett »runderneuert«.

Als Mensch müssen Sie diesen dauernden Wechsel akzeptieren. Sie können ihn nicht aus der Welt schaffen. Aber Sie haben eine andere Chance: Sie können die Qualität der Veränderungswellen in Ihrem Leben mitgestalten. Lieben Sie sanfte, ruhige Wellen ohne hohe Ausschläge? Dann sind Sie hier genau richtig. In diesem Buch zeigen wir Ihnen viele praktische, einfache Möglichkeiten, Ihr Leben in Balance zu bringen. Mit der Philosophie der Fünf Elemente und der Kräfte von Yin und Yang lernen Sie, die Veränderungen Ihres Lebens entspannt und begeistert zu genießen.

Erst Polaritäten und Widersprüche erzeugen Lebendigkeit. Denken Sie zum Beispiel an den Lichtfunken, der bei der Berührung von negativer und positiver Stromphase entsteht. Oder an die Blitze in einem heftigen Gewitter. Oder an das Glück der Versöhnung nach einem intensiven Familienstreit ... Eine starke Energiewelle wird freigesetzt, und anschließend genießen Sie die wundervoll gereinigte Luft. Das Leben hat eine neue Stufe erreicht.

Manche lieben die Versöhnung nach einem großen Streit besonders – andere wollen gar nicht erst streiten. Für diese Menschen sind die sanften Wellen einer gut ausbalancierten Lebenskraft genau richtig. Und so entdecken sie die Philosophie Asiens, die seit Jahrtausenden um den Ausgleich polarer Widersprüche bemüht ist. Im Daodejing, dem rund 2500 Jahre alten Leitfaden des legendären Weisen Laozi, geht es nur darum.

Veränderung ja – aber bitte so sanft wie möglich! Ist das Ihre Devise? Mit der Fünf-Elemente-Philosophie können Sie ihr folgen. Balancieren Sie Ihre Nahrung, Ihren Tagesablauf, Ihre Beziehungen, Ihre Gewohnheiten, Ihre Gefühle

木
火
土
金
水

aus! Sie werden sehen: Ihr Leben wird immer gemütlicher. Wir Fahrnows finden: Aufregend genug ist das Leben schon von sich aus. Wann immer wir es
bewusst gestalten dürfen, erschaffen wir uns entspannte Harmonie. Auf der
Welle des Lebens surfen, mit viel Humor und Entdeckerfreude – das ist unsere
Devise! Hier zeigen wir Ihnen, wie Sie Ihr Leben zum kreativen Tanz entfalten.

Die Lebenskraft Qi

Es gibt eine Kraft, die alles ins Leben ruft. Im Westen nennen wir sie Lebens-
oder Schöpfungskraft. In der asiatischen Tradition wird sie Qi genannt. Qi ist
reine Lebensenergie, die sich auf unterschiedliche Weise ausdrückt. Der chinesische Begriff Qi (ausgesprochen »tschie«) hat viele Bedeutungen, unter anderem Energie, Atem, Hauch, Äther oder Kraft. Qi entsteht als (messbarer, aber für
das menschliche Auge nicht sichtbarer) Lichtfunke bei der Begegnung zweier
polarer Kräfte: Yin und Yang. Qi hält das Universum in Bewegung. Es lässt die
Elemente miteinander tanzen und fließt auch durch das menschliche Sein. Sie
spüren es zum Beispiel als behagliches Rieseln in Ihrem Körper, wenn Sie zufrieden und entspannt im Warmen sitzen. Oder Sie genießen es als lustvolle
Ekstase in den besonders schönen Momenten des Lebens.
Jedes Ding hat seine zwei Seiten – die ganze Schöpfung ist aus polaren Kräften
aufgebaut. So wie durch die Vereinigung von Ei- und Samenzelle neues Leben
entsteht, so erschafft das immerwährende Wechselspiel der gegensätzlichen
Kräfte Yin und Yang die bunte Vielfalt aller Erscheinungen. In unglaublicher
Geschwindigkeit teilen sich die Zellen nach dem Zeugungsakt. Schon wenige
Tage nach diesem persönlichen Urknall differenzieren sich erste Formen. Ein
neues Lebewesen entwickelt sich. Mit der Dynamik des Qi, der Lebenskraft des
elterlichen Erbes, entfaltet sich das noch ungeborene Individuum.
Nach chinesischer Lehre erhält der Mensch bei seiner Zeugung eine bestimmte
Menge Qi als Lebensgeschenk von der Schöpfung. Diese kostbare Energie wird
in den Nieren gespeichert. Wenn er selbst neues Leben zeugt, dann gibt er die
Nierenenergie weiter. Von Generation zu Generation fließt das Erb-Qi durch
immer neue Lebenszyklen. Das »Eine Unsichtbare« (Dao) erschafft »die 10 000
Formen und Erscheinungen«. Dabei bleibt es immer gleich: eine Ursubstanz,
aus der alles erschaffen wird.

Moderne Physiker bestätigen das traditionelle chinesische Weltbild. Aus ihrer Sicht sind es die Lichtquanten, die sich immer wieder aufs Neue verdichten und dabei unzählige Formen erschaffen. Albert Einstein entdeckte, dass Materie und Energie zwei verschiedene Erscheinungsformen einer Kraft sind. Anders ausgedrückt: Es hängt von der Betrachtungsweise ab, wie ich die Dinge sehe. Yin und Yang bedingen einander und verwandeln sich ineinander.

Der Weg (Dao) schuf die Einheit.
Einheit schuf Zweiheit,
Zweiheit schuf Dreiheit,
Dreiheit schuf die zehntausend Wesen.
Die zehntausend Wesen
tragen das dunkle Yin auf dem Rücken
und das lichte Yang in den Armen.
Der Atem (Qi) des Leeren macht ihren Einklang.

Weise: Laozi →   Daodejing, Vers 42

Yin und Yang – die Kraft der Gegensätze

Mit Yin und Yang bezeichnet die asiatische Tradition zwei gegensätzliche Kräfte. Die eine kann ohne die andere nicht existieren. Der Tag wird erst zum Tag, weil es die Nacht gibt. Würde man nur den Tag kennen, gäbe es keine eigene Bezeichnung für ihn. Hitze erhält ihre besondere Qualität, weil man die Kälte kennt. Mit Licht und Dunkelheit ist es ähnlich.

Auf dem Planeten Erde, in diesem Sonnensystem, folgen alle Erfahrungen der Dualität des Yin und Yang. Menschen können gar nicht anders: Sie bestehen selbst aus widersprüchlichen Kräften und ordnen alle ihre Erfahrungen entsprechend ein – bis sie eines Tages eine neue Stufe des Bewusstseins entdecken: die Vereinigung aller Widersprüche jenseits der Worte. An einem Ort, wo Yin und Yang ineinander ruhen. Diesen Zustand nennt man Erleuchtung. Die Weisen aller Kulturen berichten darüber.

Wünschen Sie sich mehr Erleuchtung? Dann sollten Sie für den harmonischen Ausgleich Ihres Yin und Yang sorgen. Wird das Yin zu stark, balanciert man es mit dem Yang – und umgekehrt. Akupunkturärzte zum Beispiel stimulieren das

木
火
土
金
水

Qi, damit es harmonisch durch die Energieleitbahnen (Meridiane) des Körpers fließt. Schmerz wird als Yang-Überschuss verstanden. Ein Überschuss führt zu Stagnation und Stau, und dies erzeugt Druck und Schmerz. Erschöpfung hingegen ist ein Yin-Zustand. Hier fließt zu wenig Qi. Akupunkteure lösen das Qi aus der Stagnation und leiten die überschüssige Energie in die Räume des Mangels. Wo Ausgleich herrscht, entsteht Gesundheit.

In der Philosophie des Daoismus (6. Jahrhundert v. Chr.) bezeichnet man die große Schöpferkraft als *Dao*. Das ist das unergründliche, nicht in Worte fassbare, hinter allen sichtbaren Dingen wirkende kosmische Prinzip. Äußert sich diese Kraft schöpferisch in der Welt, spaltet sie sich in die polaren Kräfte Yin und Yang. Bei ihrer Begegnung entsteht neues Leben: Der schöpferische Zyklus beginnt. Denn auch das neue Leben enthält die polaren Qualitäten Yin und Yang. Diese Beschreibung erinnert ein wenig an die Erkenntnisse der modernen Physik: immer kleinere Teilchen entdecken die Wissenschaftler. Teilchen von polarer Qualität, die durch ihre Vereinigung neue Formen erschaffen.

Die Qualitäten von Yin und Yang

Alle Erscheinungen der Welt beinhalten einen Yin- und einen Yang-Anteil – dies drückt das bekannte Yin-Yang-Symbol aus. Jeder Anteil kann wiederum in Yin und Yang untergliedert werden, bis man schließlich zur kleinsten polaren Einheit gelangt. Aus der traditionellen Sicht entspricht Yin der Materie bzw. der Struktur. Yang bedeutet Energie und das geistige Prinzip. Materie und Geist bedingen einander wechselseitig – wie Albert Einstein es für Materie und Energie herausfand. Der Übergang vom geistigen zum materiellen Prinzip wird in den Weisheitslehren aller großen Kulturen dargestellt. »Das Wort ward Fleisch«, heißt es beispielsweise in der christlichen Tradition.

Kühl und heiß, feucht und trocken, dunkel und hell – die klassischen chinesischen Texte vergleichen die Kräfte des Yin und Yang mit einem Berg, der teils im Schatten, teils in der Sonne liegt. Die Schattenseite des Berges ist kühl, feucht und dunkel. Sie symbolisiert das Yin. Die Sonnenseite ist heiß, trocken und hell. Ihr wird das Yang zugeordnet. Erinnern Sie sich an diesen Berg – dann können Sie sich die Qualitäten von Yin und Yang ganz einfach merken!

YIN UND YANG IM TÄGLICHEN LEBEN

Den Kräften von Yin und Yang ordnet man viele Erfahrungen des täglichen Lebens zu. Dies geschieht in einem assoziativen, intuitiven Prozess, den man analog nennt. Analoge Zusammenhänge bilden das Gegenstück zu klassisch logischen Gedankengängen. Fünf-Elemente-Freunde verlangen keine mathematisch schlüssige Logik. Sie knüpfen Verbindungen zwischen ähnlichen Erfahrungen und Qualitäten. Sie ordnen die Beobachtungen des Lebens in ein gemeinsames Muster – und das ganz entspannt und ohne jede Rechthaberei.

Das gehört zum Yin

- Die Qualitäten kalt, feucht, dunkel, passiv
- Die Körpervorderseite und das Innere des Körpers und alle dazu gehörenden Erkrankungen
- Die Speicherorgane: Leber, Herz, Milz, Bauchspeicheldrüse, Lunge, Nieren und ihre Erkrankungen
- Depressive, nach innen gekehrte Gefühle
- Unser Heimatplanet Erde, der aus dichter Materie besteht
- Die im Vergleich zu anderem unten gelegenen Regionen (wie der Süden, die Beine)
- Kreisprozesse und das weibliche Prinzip
- Langsamkeit, Energiemangel, Schwäche, Müdigkeit
- Ruhe, Starre und Rückzug (zum Beispiel die Schnecke im Haus)
- Materie und Struktur (die sichtbare Schöpfung)
- Chronische Krankheiten und Prozesse (zum Beispiel chronisch müde)
- Lebensmittel, die Feuchtigkeit, Ruhe und Abkühlung im Körper erzeugen (zum Beispiel Gurken, feuchtes Obst, ein kühles Bier ...)

Das gehört zum Yang

- Die Qualitäten heiß, trocken, hell, aktiv
- Die Körperrückseite und das Äußere des Körpers und ihre Erkrankungen
- Die Hohlorgane: Gallenblase, Dünndarm, Magen, Dickdarm, Harnblase und ihre Erkrankungen

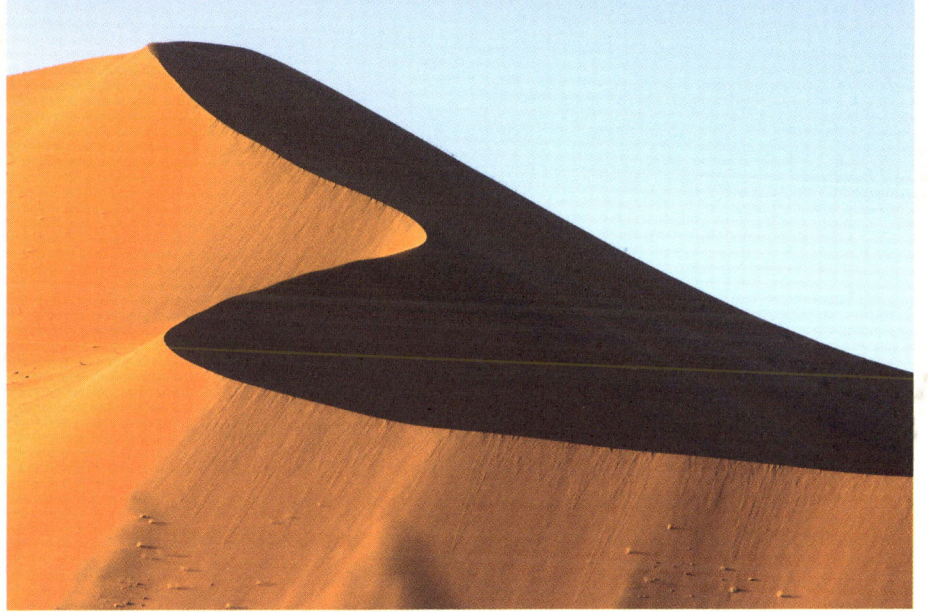

Licht und Schatten, Hitze und Kälte, Bewegung und Ruhe, Vorderseite und Rückseite ...:
Die Qualitäten von Yin und Yang zeigen sich überall.

- Aggressive, explosive und nach außen gerichtete Gefühle
- Der Himmel, der aus geistiger Substanz besteht
- Die im Vergleich zu anderem oben gelegenen Regionen (zum Beispiel der Norden, der Kopf)
- Lineare Prozesse und das männliche Prinzip
- Schnelligkeit, Energieüberschuss, Stärke, Lebendigkeit
- Bewegung, Dynamik und Entwicklungsdrang (etwa der Sportler am Start)
- Geist und Formlosigkeit (die unsichtbare Schöpfung)
- Akute Krankheiten und spontane Ereignisse (zum Beispiel rasch steigendes Fieber)
- Lebensmittel, die Trockenheit, Kraft und Hitze im Körper erzeugen (zum Beispiel Chili, Grillfleisch, Rotwein)

Ungleichgewichte und Typen erkennen

Ist Ihnen oft kalt? Haben Sie ein besonders großes Wärmebedürfnis? Fühlen Sie sich leicht erschöpft? Dann sind Sie im **Yin-Zustand.** Vermutlich sehnen Sie sich nach der Sonnenseite des Lebens und verbringen Ihren Urlaub gern im wärmeren Süden. Oder Sie fühlen sich in trockenen Klimazonen wohl. Hitzige

Naturen dagegen sind im **Yang-Zustand:** Sie lieben ein schattiges Plätzchen und feuchte Erfrischungen. Ihre Körperweisheit leitet Sie ganz von selbst dazu an, den Ausgleich zwischen Yin und Yang zu erschaffen.

Wenn Sie schon seit Jahren im Ungleichgewicht sind, entwickeln Sie sich zum Yin- oder Yang-Typ. Damit meint man kein angeborenes Merkmal. Vielleicht denken Sie, dass Ihr Wärme- oder Kältebedürfnis unbedingt zu Ihnen gehört? Irrtum! Sowie Sie sich um den Ausgleich von Yin und Yang in Ihrem Leben kümmern, können Sie sich wieder entspannen und alle Situationen gleichermaßen genießen. Lauschen Sie mal nach innen: Welche Qualitäten aus den Listen (Seite 10–11) finden Sie in Ihrem Leben? Wenn Sie besonders viele Treffer in einer Liste haben, sind Sie zu einseitig. Damit wissen Sie auch sofort, was Ihnen zum lebendigen Gleichgewicht fehlt: die Qualitäten der anderen Liste. Auf Seite 13 können Sie Ihre Selbsteinschätzung in einem Test überprüfen.

Yang ist heiß & trocken, Yin ist kühl und feucht

Krankheiten, die mit viel Hitze einhergehen, verweisen auf einen **Yang-Über-schuss.** Kalter Schweiß dagegen zeigt **zu viel Yin** (Kühle und Feuchtigkeit). Kühlende, feuchte Lebensmittel (zum Beispiel Gurken, Melonen, Tomaten) schenken Ihrem Körper die notwendige Yin-Energie. Trockene, erwärmende Lebensmittel (zum Beispiel Trockenfrüchte, Nüsse, Knäckebrot) versorgen Sie mit dem Yang. Wer viel friert und oft erschöpft ist, benötigt mehr Yang in der Nahrung. Hitzige, unruhige Naturen dagegen erfrischen sich mit Yin-betonter Nahrung. Jedes Lebensmittel übt eine bestimmte Wirkung auf den Körper aus. Bitte testen Sie selbst: Fühlen Sie sich erfrischt und kühl nach Ihrer Mahlzeit? Dann haben Sie Yin-betonte Nahrung genossen. Oder sind Sie aufgewärmt und gut durchblutet? Dann schenkte Ihnen Ihre Speise Yang-Energie.

Möchten Sie die jeweilige Energiequalität Ihrer Nahrung gerne selbst erkennen? Hier ist eine einfache Faustregel:

Besitzt das Lebensmittel viel Feuchtigkeit? Fühlen Sie sich erfrischt und kühl nach dem Genuss? Dann schenkt dieses Lebensmittel dem Körper Yin-Energie. Ist es eher eine trockene Speise? Wird Ihnen heiß, wenn Sie hineinbeißen (Peperoni!)? Dann haben Sie es mit einem Yang-Lieferanten zu tun.

Nun müssen Sie nur noch wissen, was Sie aktuell für Ihr Gleichgewicht gerade brauchen. Hier ist unser Test:

木
火
土
金
水

TEST: SIND YIN UND YANG IM GLEICHGEWICHT?

Welche **Tipps** und welche Nahrung brauchen Sie, um Yin und Yang auszubalancieren? Über den **Speiseplan** können Sie Ihre Energie besonders leicht regulieren. Einen Yin-Überschuss gleichen Sie mit Yang-betonter Nahrung aus – und
umgekehrt. Manche Menschen fühlen sich schon nach einer einzigen **passenden
Mahlzeit** deutlich wohler. Andere brauchen ein bisschen länger. Im Test können
Sie Ihren aktuellen Energiezustand feststellen. A steht für Yang, I für Yin.

Mir ist oft heiß und ich schwitze viel.	A
Ich liebe heiße Suppen.	Ⓘ
Heiße Urlaubsländer sind mir keine Reise wert.	A
Mir wird nie richtig warm – egal, was ich anziehe oder tue.	Ⓘ
Wenn ich Schmerzen habe, ist mir Druck an der Schmerzstelle unangenehm.	Ⓐ
Mir ist rasch kalt, und ich brauche immer eine Hülle mehr als andere.	Ⓘ
Ich bekomme schnell hohes Fieber, aber es klingt auch rasch wieder ab.	A
Schmerz fühlt sich bei mir meist heftig pulsierend an.	A
Ich überlege lange und zögere oft, bevor ich eine Entscheidung treffe.	Ⓘ
Ich mag kein zu scharfes Essen. Mir ist sowieso meist zu warm.	A
Bei Schmerzen verschafft mir Druck Erleichterung.	I
Ich brülle einfach alles raus, was mich drückt. Danach geht's mir viel besser.	A
Ich spreche meist laut und kraftvoll.	Ⓐ
Auch nach ausgiebigem Schlaf bin ich noch müde.	Ⓘ
Ich bin richtig ungeduldig. Mir geht es nie schnell genug.	Ⓐ
Freunde bezeichnen mich als Hitzkopf.	A
Ich bin ein Mensch, der alles in sich hineinfrisst.	Ⓘ
Ich neige zu trockener Haut und trockener Schleimhaut.	A
Ich neige zu Schwellungen und Stauungen in Beinen und Füßen.	I
Wenn ich schwitze, ist mir kalt.	Ⓘ
Ich fühle mich häufig ausgelaugt und erschöpft.	Ⓘ
Ich bin schon lange nicht mehr ganz gesund.	I
Ich liebe Sport und brauche Bewegung.	Ⓐ
Krankheiten beginnen bei mir schleichend und schleppen sich länger dahin.	I

Wie oft haben Sie A oder I gewählt?   A = 4..   I = ...7.

Die Auswertung des Tests

Mehr I im Test?

Dann brauchen Sie gerade mehr Yang in Ihrer Nahrung und in Ihrem Leben. Sie sollten jede Gelegenheit nutzen, um Ihre Energie zu stärken und zu behüten. Sie gehören zum größten Teil der Bevölkerung in Mitteleuropa. Hier sind die Menschen wenig verwöhnt von warmen Sonnenstrahlen. Oft ist es feucht und kühl. Das Yin dominiert in diesem Klima. Außerdem pflegt die hiesige Bevölkerung ziemlich anstrengende Lebensgewohnheiten. Dabei wird Energie (Qi) verbraucht, und Erschöpfung macht sich breit. Burn-out ist sicher ein typisch westliches Syndrom der kühlen Lebensräume.

In Wahrheit kann die Lebensenergie niemals ganz ausbrennen. Würde sie fehlen, wäre der Mensch tot. Wer sich ausgebrannt fühlt, braucht oft nur neue Gewohnheiten. Zum Beispiel Nahrung, die ihn mit Yang-Energie auffüllt, bis die Augen glänzen und der Bauch ruhig wird. Nahrung mit viel Yang macht Sie munter und glücklich. Achten Sie auch auf ausreichend warme Kleidung. Helfen Sie Ihrem Körper dabei, die Lebensenergie zu halten – egal was die Mode gerade diktiert. Nehmen Sie öfter mal ein wärmendes Bad. Genießen Sie eine Massage mit warmen Körperölen. Trinken Sie das »süßgekochte« heiße Wasser, das man in ganz Asien kennt und nutzt (Seite 19).

Möchten Sie jetzt gleich mal herausfinden, welche Nahrung viel Yang liefert? Dann achten Sie einfach darauf, wie Sie sich im Anschluss ans Essen fühlen. Die für Sie richtige Nahrung macht Sie satt, zufrieden, wach und unternehmungslustig. Beantworten Sie einfach im Anschluss an Ihre Mahlzeit die folgenden Fragen:

- Spüre ich eine angenehm wohlige Wärme im ganzen Körper?
- Fühle ich mich zufrieden und voller Energie?
- Werde ich die nächsten drei bis vier Stunden nicht ans Essen denken?
- Lassen mich Schokolade und Süßigkeiten völlig kalt?
- Gehe ich gerne gleich an meine Aufgaben?

Falls Sie eine oder mehrere dieser Fragen nach Ihrer Mahlzeit mit »Nein« beantworten, liefert Ihnen Ihr Essen noch viel zu wenig Kraft. Dies gilt auch für die Yang-betonten Menschen!

木
火
土
金
水

Um Ihre Nahrung den Kräften von Yin und Yang zuzuordnen, können Sie sich auch die Qualität des Lebensmittels bewusst machen: feuchte Nahrungsmittel (zum Beispiel Gurken, Orangen, Säfte, Suppen- und Soßengerichte) liefern Yin-Energie. Intuitiv greift man danach, wenn es draußen heiß ist. Trockene Nahrungsmittel (Getreide, Trockenfrüchte, Nüsse) liefern Yang-Energie. Daher sind sie im Winter besonders beliebt.

Mehr A im Test?

Vielleicht gehören Sie auch zu der in Europa kleineren Gruppe der Yang-erfüllten Menschen. Wenn Sie häufiger A im Test angekreuzt haben, sind Sie vermutlich jung (jünger als 30) an Lebensjahren und/oder ein aktiver Bewegungstyp. Ein Yang-Überschuss findet sich fast nur bei kleinen Kindern, Teenagern oder jungen Sportlern bzw. Sportlerinnen. Männer neigen eher zum Yang-Überschuss als Frauen. Junge Kinder sind Yang betonter als ältere Menschen.

Mit diesen Informationen können Sie jetzt schon die passende Nahrung für sich und Ihre Lieben aussuchen. Alles, was wir Ihnen in diesem Buch zu den Fünf Elementen (ab Seite 27) erzählen, dient einer Verfeinerung des Systems. Je mehr Sie sich in diese Philosophie vertiefen, desto gesünder und harmonischer können Sie Ihr Leben gestalten. In den folgenden Kapiteln finden Sie alle Tipps für den Ausgleich von Yin und Yang.

I und A ausgewogen?

Haben Sie möglicherweise ebenso viele I wie A im Test angekreuzt? Dafür gibt es zwei mögliche Erklärungen:

Entweder sind Ihr Yin und Yang im *Energiegleichgewicht.* Wir gratulieren! Irgendetwas machen Sie ganz vorzüglich – bleiben Sie dabei! Und lesen Sie dieses Buch trotzdem weiter: Damit können Sie Ihren Lieben helfen!

Oder Sie befinden sich in einem Zustand der *Yin-Yang-Dissoziation.* Das müssen wir kurz erklären: Wenn ein Mensch über längere Zeiträume erschöpft oder krank ist, geht das Yin nach unten (siehe Yin-Yang-Zuordnungen, Seite 10) und das Yang nach oben. Eigentlich sollten sich Yin und Yang in der Körpermitte treffen und sich von dort aus gemeinsam im ganzen Körper verteilen. Dazu braucht der Mensch aber eine gute Basisenergie. Ist diese erschöpft, veranstalten Yin und Yang ihre jeweils eigene Party und arbeiten nicht mehr zusammen.

Das Ergebnis sieht so aus: Im oberen Körper fühlt sich der Mensch zu heiß (Hitzewallungen, hoher Puls, Bluthochdruck). Die untere Körperhälfte ist zu kühl und lagert Wasser ein (Beinödeme, kalte Füße, Krampfadern). Dieser Mensch braucht dringend Hilfe, vermutlich auch von einem erfahrenen Behandler. Yin und Yang müssen wieder in die Zusammenarbeit geführt werden. Dafür reichen Ernährungstipps meist nicht aus. Trotzdem sollten Sie sich diesem Buch und seinen Hinweisen anvertrauen. Eine gut gewählte Ernährung ist die Basis aller Therapiepläne. Das weiß man in Asien ebenso wie in Europa. Ihr Therapeut freut sich, denn er braucht Ihre Mithilfe im Heilungsprozess.

Konsequenzen aus dem Testergebnis: Bringen Sie Yin und Yang ins Gleichgewicht

Im nächsten Abschnitt erfahren Sie, wie Sie Yin und Yang durch die Nahrungsauswahl und durch die Zubereitung der Lebensmittel stärken können. Wählen Sie Yin-betonte Nahrung, wenn Sie im Yang-Zustand sind. Wählen Sie Yang-betonte Nahrung im Yin-Zustand.

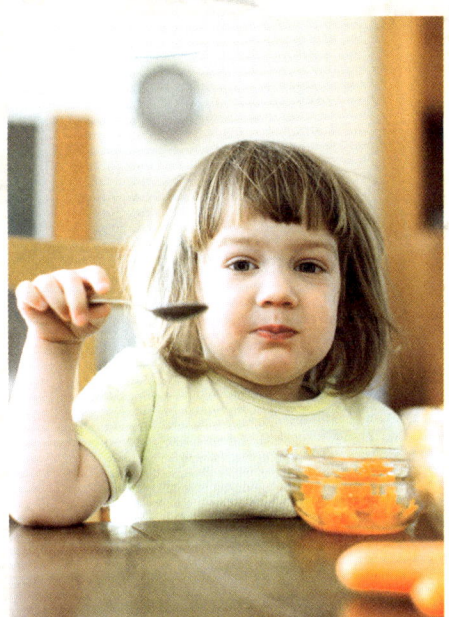

Über die Zubereitung Ihrer Nahrung können Sie dann weitere Akzente setzen. Sie möchten zum Beispiel unbedingt etwas Frisches, Feuchtes essen, obwohl Sie eigentlich nur wenig Yin vertragen? Dann gönnen Sie sich doch einen warmen Salat.

Vielleicht wünschen sich Ihre oft hitzköpfigen Kinder unbedingt ein Dessert aus Trockenpflaumen (Yang-betont). Dann servieren Sie ihnen einfach eine feine, feuchte Soße dazu.

Sie werden rasch lernen, Yin und Yang in der Nahrung auszubalancieren. Die Ergebnisse werden Ihnen Vergnügen bereiten. Nichts ist schöner als dankbare, glückliche Tischgäste und dazu ein eigener glücklicher Bauch!

Durch kleine Varianten des Menüs können alle bei Tisch Yin und Yang ausgleichen.

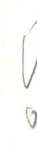

ERNÄHRUNG BEI YIN-ÜBERSCHUSS/YANG-MANGEL

Im Yin-Überschuss bzw. Yang-Mangel
- leiden Sie oft unter Kältegefühlen bzw. kalten Händen und Füßen
- bevorzugen Sie warme Klimazonen und Jahreszeiten
- fühlen Sie sich nach einer heißen Suppe oder einer Tasse Tee gestärkt
- leiden Sie – besonders als Frau – oft unter schweren Beinen und Stauungen in den Füßen
- fühlen Sie sich allgemein eher müde, lustlos, schlapp und nie richtig ausgeschlafen.

Über einen Yang-stärkenden Speiseplan verändern Sie Ihren Yin-Überschuss oft schon in wenigen Tagen. Und so wird's gemacht:

Bevorzugen Sie gekochte Nahrungsmittel

Rohe Nahrung fordert während der Verdauung eine hohe Wärmeleistung vom menschlichen Organismus. Rohes Obst und Gemüse mit Zimmertemperatur (etwa 20 °C) muss vom Körper zunächst auf seine »Betriebstemperatur« (37 °C) erwärmt werden, um den wertvollen Inhalt der Nahrung aufzuschließen. Inzwischen gibt es eine wachsende Bewegung von Rohkost-Fans, und dieser Ernährungsansatz hat zweifellos etwas für sich. Allerdings sollte er aus unserer Sicht ebenso auf seine individuelle Verträglichkeit überprüft werden wie alles andere. Jeder Mensch ist einzigartig. Sie bewegen sich in Raum und Zeit gemäß Ihrer höchstpersönlichen Entwicklung. Unsere Empfehlung: Finden Sie zu jedem Zeitpunkt heraus, was Sie satt, glücklich, energievoll und zufrieden macht und verzichten Sie auf Ideologien. Darin liegt ein Schlüssel zum Glück.

Um Ihrem Körper seine Verdauungsarbeit zu erleichtern, dünsten Sie Obst und Gemüse vor dem Verzehr am besten kurz an. Rösten Sie Getreide vor dem Kochen einige Minuten ohne Fett. Beim Koch- und Röstvorgang füllen Sie die Lebensmittel mit Yang auf. Das nennt man **Yangisieren**. Alles, was der Nahrung Feuchtigkeit entzieht und Hitze zuführt – Eindampfen oder Trocknen, Anbraten, Dünsten, Kochen, Grillen –, stärkt das Yang der Lebensmittel. Ihr Körper dankt Ihnen die geleistete Vorarbeit durch mehr Aktivität, Wärme und Wohlbehagen. Rohkost-Fans können ihre Nahrung mit etwas Butter kurz (3 bis 4 Minuten) bei mittlerer Hitze in die Pfanne geben. Der Großteil der wertvollen Pflanzenanteile bleibt dabei erhalten. Gleichzeitig unterstützen Sie durch das Erwärmen Ihren Körper bei seiner Arbeit.

Je heißer es draußen ist, desto eher können Sie auch im Yin-Zustand rohes Obst oder Salat vertragen. Klimatische Hitze verschiebt Ihre Energieverteilung in Richtung Yang. Viele Menschen in europäischen Breitengraden essen instinktiv – und aufgrund des saisonalen Angebots – im Sommer frisches Obst und im Winter Kompott. Aus Sicht der Fünf-Elemente-Lehre beglückwünschen wir sie dazu. Ihr Körper weist den Weg, und sie verstehen es, ihm zu folgen.

Zerkleinern Sie Ihre Nahrung vor der Zubereitung

Um ein kaum zerteiltes oder nur wenig gekautes Stück Gemüse oder Fleisch zu verarbeiten, muss Ihr Körper zunächst eine enorme Anzahl von Hilfsstoffen produzieren: Verdauungssäfte, Enzyme und biochemische Verbindungen machen sich an die Arbeit und zerkleinern und verstoffwechseln die Nahrungsbrocken. Wunderbar, dass der menschliche Körper all dies leistet – aber Leistung kostet einfach auch Energie. Wenn Sie kaum zerkleinerte Nahrung zu sich nehmen, dann leisten Sie sich einen hohen Energieaufwand. Das führt oft zu Müdigkeit und Erschöpfung.

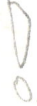

Helfen Sie Ihrem Körper, indem Sie Gemüse in Stifte oder Scheiben schneiden und es kurz andünsten. Trinken Sie regelmäßig eine Tasse heiße Brühe. Heiße Brühe gilt als geeignete Kost für Kranke und Erholungsbedürftige. Aus chinesischer Sicht speichert eine lang gekochte Brühe all die Wärme, die ihr während des Kochens zugeführt wurde. Sie enthält also reichlich Yang-Energie und gleicht damit einen Yin-Überschuss (= Yang-Mangel) aus.

Trinken Sie reichlich heißes, gekochtes Wasser

Wasser ist das Lebenselixier der Menschheit. Es gehört zum Yin. Allein durch ausreichenden Wassergenuss bessern sich viele Gesundheitsbeschwerden (beispielsweise trockene Haut und Schleimhaut, Verstopfung, Müdigkeit, Konzentrationsmangel, Kopfschmerzen). Ihr Körper benötigt das Wasser dringend für

木
火
土
金
水

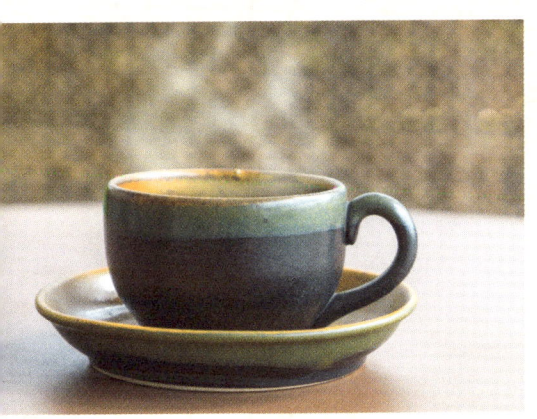

Wasser gehört zum Yin. »Süß gekocht« und warm getrunken, spendet es Yang-Energie.

die Zellentgiftung und harmonische Nervenfunktionen. Ein durchschnittlicher Bedarf von etwa zwei Litern beziehungsweise zehn Gläsern pro Tag ist wissenschaftlich errechnet. Fehlt auch nur eines davon, reduziert sich Ihre neurologische Leistungsfähigkeit bereits um bis zu 30 Prozent. Mit anderen Worten: Wer sich seine körperlich-geistige Frische und Leistungsfähigkeit erhalten will, sollte sich einen angemessenen Wassergenuss zur täglichen Pflicht machen.

Gemeint ist dabei das frische, reine Quellwasser ohne größere Mineralanteile. Leider ist das Grundwasser unseres Planeten bereits in den meisten Regionen stark mit Schadstoffen belastet (lassen Sie ruhig mal eine Probe von Ihrem Leitungswasser bei einem öffentlichen Umweltinstitut untersuchen und überzeugen Sie sich selbst!). Daher empfehlen wir eine hochwertige Filteranlage für den Haushalt. Denn wenn Sie keinen Filter haben, sind Sie selbst der Filter … Alles, was Sie zu sich nehmen, müssen Sie auch wieder klären, sortieren und ausscheiden. Kein Auto darf heute ohne Filtereinrichtungen fahren. Ihrem Körper sollten Sie diese Aufgabe nicht zumuten.

Bitte vermeiden Sie Plastikflaschen! Die darin enthaltenen Flüssigkeiten (egal ob es sich um Wasser oder etwas anderes handelt) lösen die chemischen Bestandteile des Plastiks an. Beim Trinken nehmen Sie diese Chemie in Ihren kostbaren Körper auf und belasten ihn auf ernst zu nehmende Weise.

Wasser »süß kochen« und yangisieren

Wenn Sie mehr Yang brauchen, kochen Sie Ihr gefiltertes Quell- oder Leitungswasser ab. Dies ist in der Tradition Asiens eine alltägliche Gewohnheit. Nach etwa 15 Minuten bildet sich auf dem Topfboden ein weißes Pulver: Das sind die ausgefällten Mineralverbindungen. Jetzt schmeckt das Wasser süß. Es belebt und wärmt. Das »süß gekochte Wasser« spendet Yang-Energie und gleicht Ihren Yin-Überschuss aus.

Menschen mit Yin-Überschuss sollten das gekochte Wasser über den Tag verteilt und heiß aus der Thermoskanne trinken. Alle anderen können es auch abgekühlt genießen. Sie profitieren spürbar davon: Bei regelmäßigem Genuss empfinden Sie eine angenehme körperliche Wärme. Sie können sich besser konzentrieren, fühlen sich fit, Müdigkeit und Erschöpfung verschwinden. Da das Wasser die Zirkulation des Qi unterstützt, regt es den Organismus auch dazu an, eingelagerte Gewebeflüssigkeit auszuscheiden.

Um Ihren Körper gut mit Flüssigkeit zu versorgen, sollten Sie täglich zwei bis drei Liter trinken. Bei schweren Niereneinschränkungen gibt es Ausnahmen von dieser Regel. Bitte folgen Sie gegebenenfalls den Empfehlungen Ihres Arztes.

Das 14-Tage-Trinktraining

Sie haben keinen Durst? Umso wichtiger ist es, Ihrem Körper das Wasserverlangen wieder anzugewöhnen. Der menschliche Körper schaltet das Durstgefühl in Notzeiten ab. Dies ist ein Überlebensmodus, der das Schlimmste verhindern soll. Während Sie durch die Notzeit gehen, hält sich Ihr Körper mit nervigen Wünschen zurück. So können Sie sich aufs Wesentliche konzentrieren. Wer keinen Durst verspürt, ist im Notfallmodus stecken geblieben.

Folgendes Programm hilft: Machen Sie ein zweiwöchiges Trinktraining. Trinken Sie alle 15 Minuten zwei Schluck Wasser. Nach wenigen Tagen hat Ihr Körper verstanden, dass er den Notfallmodus abschalten kann. Dann verspüren Sie Durst und genießen Ihr Wasser wieder.

Kaffee, Tee und Alkohol

… regen den Harnfluss an, daher wirken sie austrocknend. Dies gilt auch für einige Kräutertees (etwa Brennnessel). In Ihrer Flüssigkeitsbilanz wirken diese Getränke als »Räuber«: Sie haben vielleicht fünf Tassen Tee getrunken und sind trotzdem von zellulärer Austrocknung bedroht. Bitte trinken Sie zu jeder Tasse Tee oder Kaffee und zu jedem Glas Alkohol eine zusätzliche Portion Wasser!

Hier ist ein kleiner Test für Ihren aktuellen Zustand: Betrachten Sie Ihre ausgestreckte Zunge im Spiegel. Zeigen sich Risse oder eine »Kraterlandschaft«? Dann sind Sie ganz sicher ausgetrocknet. Praktizieren Sie das 14-Tage-Trinktraining und beobachten Sie Ihre Zunge. Nach jahrelanger Austrocknung können jedoch mehrere Monate Trinkdisziplin nötig sein, bis die Zunge sich erholt.

木
火
土
金
水

ERNÄHRUNG BEI YANG-ÜBERSCHUSS/YIN-MANGEL

Im Yang-Überschuss (= Yin-Mangel)

- schwitzen Sie und es ist Ihnen rasch zu heiß
- fühlen Sie sich oft unruhig, ungeduldig oder »zum Ausrasten«
- bevorzugen Sie kühle Klimazonen und die kühleren Jahreszeiten
- lieben Sie frische und kühle Speisen und erfrischende Getränke
- stauen sich Ihre heftigen Gefühle manchmal so sehr, dass Sie sich körperlich belastet fühlen.

Ihren Yang-Überschuss bringen Sie innerhalb kurzer Zeit durch Yin-betonte Speisen ins Gleichgewicht. Dafür brauchen Sie die Kraft des Yin:

Achten Sie auf ausreichend Flüssigkeit in Ihren Speisen

Ihre gekochten Speisen sollten flüssige Anteile haben und so kurz wie möglich auf dem Herd stehen. Obst und Gemüse enthält viel natürliche Feuchtigkeit, die bei kurzen Garzeiten erhalten bleibt. Trockene Nahrungsbestandteile können durch den Zusatz von Saft oder Wasser mehr Yin-Energie spenden. Eintopfgerichte mit kurzen Garzeiten fördern das Yin und dämpfen das Yang. Und einige kurz gedünstete, noch knackige Gemüsestückchen verleihen Ihrer Mahlzeit eine erfrischende Note.

Lieber Fisch als Fleisch

Fleisch spendet heiße Yang-Energie. Im Yang-Überschuss sollten Sie sich daher statt für Rind-, Schweine- oder anderes Fleisch öfter für ein Stück Fisch als Eiweißlieferant entscheiden. Wenn Sie den Fisch in etwas Flüssigkeit (zum Beispiel im Fischfond) dünsten, verstärken Sie darüber hinaus seine Yin-Anteile. Gegrillte und scharf gebratene Speisen sollten Sie selten wählen und mit genügend flüssigen, erfrischenden Beigaben kombinieren.

Ein wenig kühlendes Obst (zum Beispiel Melone) oder eine Schüssel frischen Saisonsalats ergänzen das Yang auf Ihrem Teller mit dem nötigen Yin-Anteil. Oder mögen Sie ein fruchtig-erfrischendes Sorbet als Zwischengang, vielleicht

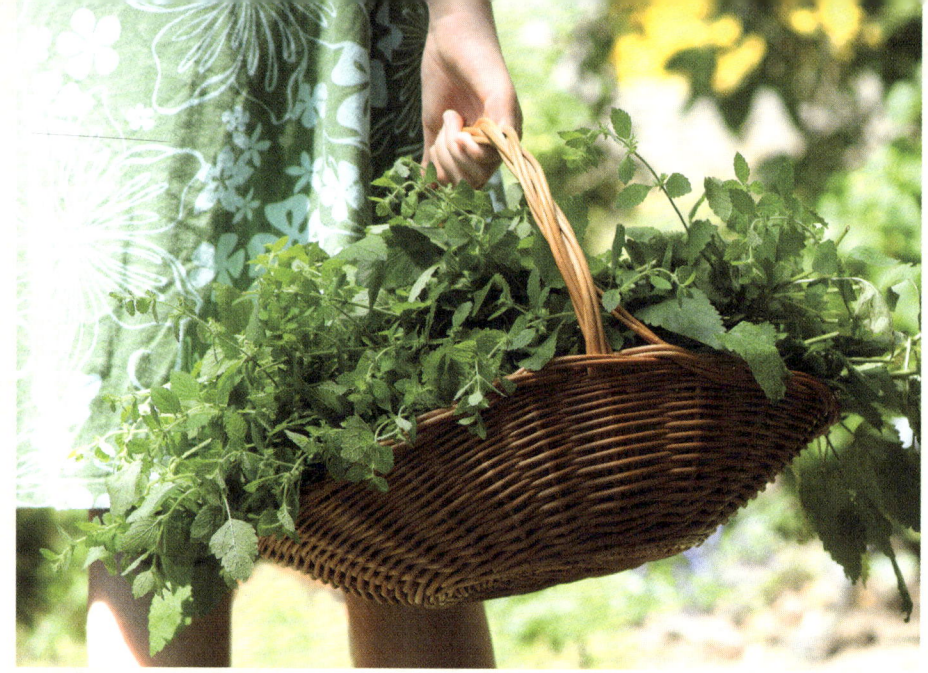

Kräuter und Gewürze helfen, Yin und Yang auszugleichen. In einer Mahlzeit können Sie damit ganz leicht für Balance sorgen oder auch gezielt eine Kraft stärken.

in Kombination mit kühlenden Kräutern wie einem Blatt frischer Minze? Auch damit sorgen Sie für genügend Yin in Ihrem Essen.

Nutzen Sie Kräuter und Gewürze als Balance-Helfer

Kühlende Gewürze, beispielsweise Minze, können »heiße« (das heißt Yang-haltige) Lebensmittel »abkühlen« (yinisieren). Schärfe verteilt die Energien und löst Blockaden im Organismus. Fühlen Sie sich im Hitzestau, so bewirkt ein wenig Schärfe Zerstreuung und Entspannung. Denken Sie einfach an die pikante Küche in heißen Regionen – Menschen wissen intuitiv, was sie gerade brauchen. Eine kühlende Zutat aus dem Kräutergarten wirkt zusätzlich ausgleichend und fördert das Wohlbefinden.

Seien Sie zurückhaltend bei Genussmitteln

Leider gehören alle Genussmittel zum Yang. Kaffee, Tee, Tabak und Alkohol wirken austrocknend. Eine Ausnahme bildet nur der trockene, leichte Weißwein. Was den übrigen Alkohol angeht, kennen Sie das schon. Denken Sie an

木
火
土
金
水

den letzten Wirtshausbesuch in feuchtfröhlicher Runde – nach den ersten Gläsern ist immer jemand zur »Entsorgung« seines Wassers unterwegs. Alkohol fördert die Diurese (den Harnfluss). Im Yang-Überschuss sollten Sie möglichst wenig dieser Genussmittel zu sich nehmen, denn sie schwächen Ihr Yin (Ihre innere Flüssigkeit). Außerdem brauchen Sie unbedingt genügend frisches Wasser. Wenn Sie sich für gefiltertes, gekochtes Leitungswasser entscheiden, sollten Sie es vor dem Genuss abkühlen oder sogar kühlen.

Trockene, leichte Weißweine

... haben nur einen geringen Alkoholgehalt und wirken leicht kühlend. Sie zerstreuen darüber hinaus blockierte Energiemuster und helfen dabei, Stauungen aufzulösen. Als Ergänzung Ihres Speiseplans balancieren sie Ihr Yang aus.
Je nach Kultur, Geschlecht, Konstitution und Körpergewicht ist der menschliche Körper unterschiedlich gut in der Lage, Alkohol abzubauen. Frauen vertragen täglich etwa 0,3 Liter eines leichten Weines (Alkoholgehalt bis maximal 10 Volumenprozente). Männer können mit 0,4 Liter täglich ein wenig mehr konsumieren. Asiatische Menschen vertragen weniger als Europäer oder Amerikaner. Die Menge der ADH (ein Enzym zum Alkoholabbau) wird genetisch bestimmt und nach Bedarf angepasst.
Jetzt sind Sie dran, Ihre Gewohnheiten einige Momente lang zu überprüfen. Ihr Körpergefühl sagt Ihnen genau, wie viel Alkohol Sie vertragen.

Yinisieren Sie Ihren Speiseplan

Im Yang-Zustand brauchen Sie Yin-betonte Nahrung, um ins Gleichgewicht zu kommen. Wünschen Sie sich dennoch Hitze erzeugende Lebensmittel der Yang-Seite, sollten Sie diese bei der Zubereitung mit Yin auffüllen.
Alles, was die Nahrung befeuchtet und kühlt, bringt Sie ins Gleichgewicht. Kurzes Dünsten und Kochen in Flüssigkeit bei milder Hitze, Flüssigkeitszufuhr in Form von Säften oder Soßen, Abkühlung durch kühlende Kräuter und Gewürze. Menschen in südlichen, warmen Ländern genießen viele Gerichte lauwarm. So wird das klimatisch vorherrschende Yang mit der Mahlzeit ausgeglichen. Wenn Sie im Yang-Zustand sind, können Sie Ihre Speisen ebenfalls vor dem Verzehr ruhig ein wenig abkühlen lassen.

VERSCHIEDENE GÄSTE AM TISCH?

Bestimmt möchten Sie öfter mal bei einer Mahlzeit mehrere unterschiedliche Gäste gleichzeitig bewirten, oder Sie bekochen täglich Ihre Familie. Mit einigen kleinen Tricks und Zutaten können Sie den Yin- oder Yang-Gehalt der Speisen individuell und situationsgerecht variieren. Hier sind unsere Anregungen:

Setzen Sie Akzente von Yin und Yang in Ihrem Menü

- Bieten Sie jedem Gast bzw. Familienmitglied reichlich neutrale Lebensmittel aus jedem Element (ab Seite 85) als Basis an.

- Stellen Sie Yin- bzw. Yang-spendende Kräuter und Gewürze auf den Tisch, aus denen alle entsprechend ihrem individuellen Bedürfnis wählen können.

- Servieren Sie Salat und Gemüse warm für den Yin-Typ und knackig frisch für den Yang-Typ (praktisch geht das so: Sie bereiten eine schöne große Schüssel Salat vor. Kurz vor dem gemeinsamen Essen nehmen Sie einen Teil davon zur Seite. Diese Portion wird kurz mit etwas Öl oder Butter in der Pfanne gewärmt und dann sofort serviert).

- Bieten Sie dem Yin-Typ weniger und dem Yang-Typ mehr Flüssigkeit in der Speise an.

- Servieren Sie dem Yin-Typ eine Tasse heiße Brühe zum Abschluss des Mahls und dem Yang-Typ ein erfrischendes Sorbet oder eine Tasse gekühlten Pfefferminztee.

Sie wissen nicht genau, welche Yin- und Yang-Bedürfnisse Ihre Gäste haben?

- Dann wählen Sie am besten harmonisch komponierte Speisen mit allen Anteilen. Jeder Menügang sollte in sich ausgewogen sein.

- Zusätzlich achten Sie auf ein wenig Spielraum und einige Wahlmöglichkeiten. Ihre Gäste greifen intuitiv nach dem, was sie gerade brauchen. Dieses Prinzip kennen Sie ganz bestimmt von einem Restaurantbesuch mit asiatischer Küche. Dort stehen fast immer mehrere Speisen gleichzeitig bereit. Jeder Gast wählt daraus nach Geschmack und Gefühl. Der menschliche Körper weiß immer, was er gerade braucht!

木
火
土
金
水

DAS POLARE PRINZIP DER SCHÖPFUNG

Wenn Sie dieses Buch bis hierher gelesen haben, kennen Sie bereits den größ-ten Teil der asiatischen Schöpfungsgeschichte und Philosophie: Eine große Ur-kraft steht hinter allen Erscheinungen dieser Welt. Sie wird *Dao* genannt und gilt als das »nicht Sichtbare, nicht in Worte zu Fassende«. Damit das Dao sicht-bar in Erscheinung treten kann, wird es zum Qi, der Lebensenergie, auch als »geistiges Prinzip« bezeichnet. Will dieses nun Materie und Form erschaffen, teilt es sich in die polaren Kräfte von Yin und Yang. Yin und Yang begegnen ei-nander als weibliches und männliches Prinzip. Dabei entsteht etwas Drittes. Mutter Yin und Vater Yang erschaffen neues Leben.

Dieses neue Leben enthält dieselben polaren Qualitäten, aus denen es einmal entstand. Ununterbrochen teilt es sich in weitere Muster des Yin und Yang und setzt damit die Kette der Schöpfungsevolution fort. Leben ist unendlich. Es ver-wandelt sich, wechselt seine Form, erscheint auf immer wieder neue Weise und bleibt dennoch für immer die eine, unzerstörbare Urkraft. Alle Anteile der Schöpfung enthalten Kräfte des Yin und des Yang. Idealerweise sollten sie im ruhigen Austausch miteinander agieren – dieselbe Menge Yin und Yang, har-monisch bewegt um einen Mittelpunkt.

Überwiegt eine Seite deutlich, entstehen Beschwerden. Jede Krankheit, jedes Unglück und jeder Schicksalsschlag wird in der asiatischen Philosophie als das Ergebnis eines solchen Ungleichgewichtes verstanden. Jede Therapie, jede Le-bensgewohnheit und jede persönliche Arbeit sollte das Gleichgewicht von Yin und Yang wiederherstellen. Die harmonische Balance von Yin und Yang erfüllt das Leben mit Glück.

Machen Sie eine Yin-Yang-Entdeckungsreise

Auf den vergangenen Seiten haben Sie die Qualitäten von Yin und Yang ken-nengelernt. Vielleicht unternehmen Sie nun eine kleine Beobachtungsreise in eigener Sache? Wählen Sie eine Woche aus, in der Sie sich dem Yin und Yang Ihres Lebens widmen. Beobachten Sie sich selbst und Ihre Lieben. Wo, bei wem und in welchen Augenblicken entdecken Sie die Kraft des Yang? Wann fühlen und erkennen Sie Momente der Yin-Energie? Führen Sie ein kleines Protokoll über Ihre Beobachtungen. Und untersuchen Sie am Ende dieser Woche das Gleichgewicht von Yin und Yang in Ihrem Leben. Sie werden überrascht sein …

Yin und Yang in den 10 000 Erscheinungen

Metaphorisch spricht man in der asiatischen Philosophie von den 10 000 Wesen oder Erscheinungen. Damit meint man die bunte, unendliche Vielfalt der Schöpfung. Natürlich gibt es da draußen wesentlich mehr als diese 10 000 Erscheinungen. Auch in Ihnen ist das so. »Innen so wie außen«, heißt es in der Philosophie der Antike. Statt von den »10 000 Erscheinungen« könnten wir auch von der Unendlichkeit der Schöpfung sprechen. Auf jeden Fall tragen die 10 000 Erscheinungen das Yin und das Yang in sich. Jeder Schöpfungsanteil ist aus ihnen komponiert.

»Die zehntausend Wesen tragen das dunkle Yin auf dem Rücken und das lichte Yang in den Armen«, heißt es im Daodejing, Vers 42.

Während ihres Erdenlebens ist die Menschheit gebunden in Raum und Zeit. Im Schöpfungsraum des Qi begegnen sich Yin und Yang, um die unzähligen Wesen der Schöpfung zu erschaffen. Im Zyklus der Zeit verwandeln und erneuern sich alle Wesen. Jede Zeit hat ihre eigene Qualität. In einem unendlichen Rhythmus folgt eine Qualität der vorangegangenen. Form wird erschaffen, kommt zur Blüte, zur Reifung, zur Transformation und schließlich zur Auflösung. Die Substanz der Auflösung wird zum Nährboden für neue Formen. Jahr für Jahr können Sie diesen Ablauf in Ihrem Leben beobachten.

Frühling, Hochsommer, Spätsommer, Herbst und Winter. Das sind die fünf Jahreszeiten in der Traditionellen Asiatischen Medizin. Das sind die Rhythmen des Lebens. Ohne Anfang und Ende setzen sie sich fort – seit Urzeiten und bis in die Unendlichkeit. Jede Jahreszeit hat ihre besondere Charakteristik. Jede ist einzigartig auf ihre Weise. Und nun sind wir bei den Fünf Elementen angekommen. Jedes Element entspricht einer Jahreszeit. Aus den Qualitäten dieser Zeit erkennen wir die Qualitäten und Zuordnungen des Elements. Wie die Jahreszeiten, so wechseln sich auch die Fünf Elemente ab. In einem vernetzten Kreislauf folgt ein Element auf das vorangegangene. Und jedes Element trägt in sich die Aspekte von Yin und Yang.

木
火
土
金
水

DIE FÜNF-ELEMENTE-PHILOSOPHIE

Mit modernen Worten würde man das Konzept der Fünf Elemente als ein Modell dieser vernetzten Welt bezeichnen. Alles ist mit allem verbunden. Jede Handlung wirkt sich aufs Ganze aus. Ob in der Politik, in der Entwicklungsgeschichte des Menschen, in den Jahreszeiten, in Kunst oder Heilkunde – in allen Bereichen zeigen sich rhythmische Prozesse, die sich in bestimmten Intervallen wiederholen. Aus Wiederholungen lernen und Zusammenhänge erkennen: Das ist die Absicht des Fünf-Elemente-Modells.

Holz, Feuer, Erde, Metall und Wasser – alle Erscheinungsformen dieser Welt bilden eine Komposition aus fünf spezifischen Qualitäten. Bereits vor Jahrtausenden beschrieben die Weisen des alten China die wahrnehmbare Welt in einem Modell. Jedes Element entspricht darin einer Art »Schublade«. Alle Lebewesen, Dinge und Erscheinungen der sichtbaren Welt finden hier – entsprechend ihren individuellen Qualitäten – ihren Platz. Die fünf Schubladen mit ihrem Inhalt beeinflussen sich gegenseitig. Sie sind in einem unauflöslichen, immerwährenden Wechselspiel miteinander verbunden.

Alles ist mit allem verbunden: Denken in Analogien

Lassen Sie uns diese Aussage einmal in ihrer praktischen Bedeutung betrachten. Im menschlichen Körper werden die Fünf Elemente fünf großen Organbereichen zugeordnet. Holz, Feuer, Erde, Metall und Wasser – Leber-Gallenblase, Herz-Dünndarm, Magen-Milz-Pankreas, Lunge-Dickdarm sowie Niere-Harnblase. Gesundheit ist gegeben, wenn jeder Organbereich eine ausgewogene, harmonische Energie besitzt. Damit sollte dieser Bereich sowohl selbst gut funktionieren als auch die anderen Organbereiche unterstützen. Das klappt nur, wenn die Kräfte von Yin und Yang in jedem Organbereich harmonisch miteinander zusammenarbeiten.

Bin ich niedergeschlagen, weil ich schon so lange krank bin? Oder wurde – und bin – ich krank, weil mir die Lebensfreude fehlt? Die moderne westliche Medizin ist mehr und mehr darum bemüht, ursächliche Zusammenhänge des Krankheitsgeschehens zu ergründen. Allerdings ist das erst seit relativ kurzer Zeit so.

Noch Anfang des 19. Jahrhunderts bestand der Arzt, Philosoph und Begründer der Homöopathie, Dr. Samuel Hahnemann, darauf, dass man als Mensch »die eigentlichen Ursachen der Krankheit nie finden könnte« (S. Hahnemann: Das Organon der Heilkunst). Daher solle man sich ihren Erscheinungen (wir würden es heute Symptome nennen) widmen, und die dazu passende Arznei nach dem Ähnlichkeitsprinzip verordnen – man wählt demnach die Arznei, die beim Gesunden dieselben Zeichen hervorruft, die der Kranke zeigt.

Die chinesische Philosophie arbeitet seit Jahrtausenden nach einem ähnlichen Prinzip wie Hahnemann. Sie beobachtet die Gleichzeitigkeit verschiedener Erscheinungen und setzt sie miteinander in Beziehung. Im Sommer zum Beispiel ist es heiß (das Element Feuer, die Jahreszeit Sommer und die Klimaqualität Hitze). Darüber freuen sich die meisten Menschen (die Emotion Freude). Freude ist eine Reaktion des Herzens. Sie bewegt auch das körperliche Herz. Große Freude und/oder Hitze können einen Yang-Überschuss im Herzen erzeugen. Staut sich die Energie in diesem Organ, bemerkt der Mensch wahrscheinlich ein Herzklopfen – den Yang-Zustand im Feuerelement. Kalte Jahreszeiten gehen dagegen oft mit einem Yin-Zustand des Herzens einher. Der Blutdruck sinkt, und der Mensch fühlt sich freudlos und müde.

Der Zyklus der Elemente

So finden sich die Qualitäten von Yin und Yang in jedem Element. Im gesunden Zustand arbeiten alle Elemente zyklisch und harmonisch zusammen. Yin und Yang sind im Gleichgewicht. Jedes Element gibt seine überschüssige Energie an das nächste weiter. Diesen Vorgang bezeichnet man als *Fütterungszyklus*. Die Elemente kontrollieren einander aber auch gegenseitig. Sie achten darauf, dass keines von ihnen zu viel Macht über die anderen gewinnt. Diesen Zusammenhang bezeichnet man als *Kontrollzyklus*.

Wie in der Natur ordnen sich die Elemente in einem lebendigen Interaktionsfeld, welches das Leben ununterbrochen beschützt und fördert. Das System sorgt dafür, dass alle Elemente ihren angemessenen Raum erhalten. So wie die Mitglieder einer harmonischen Gemeinschaft: verbunden in gleichmäßigem Geben und Nehmen, immer im Fluss und in fürsorglicher gegenseitiger Kontrolle oder Grenzsetzung.

木火土金水

Jedes Element »füttert« das folgende mit Energie und kontrolliert zugleich das übernächste Element im Zyklus. So wird für ein gesundes Gleichgewicht gesorgt.

Der Fütterungszyklus

Im Fütterungszyklus speist jedes Element das ihm im Uhrzeigersinn folgende mit Energie. Holz füttert das Feuer. Feuer füttert die Erde. Erde füttert Metall. Metall füttert Wasser und Wasser wiederum das Holz. Vielleicht stellen Sie sich dabei den Zyklus der Jahreszeiten vor. Holz wächst aus dem feuchten Grund (der Same braucht Feuchtigkeit und Schutz im Dunkeln; beides sind Attribute des Wasserelements). Holz versorgt das Feuer, wenn es verbrennt. Danach entsteht gute Erde aus der Asche. Die Erde birgt Metall, wenn sie über Jahrmillionen komprimiert wird. Und wie füttert das Metall das Wasser? Lassen Sie sich einfach ein wenig inspirieren. Ein Analogmodell funktioniert ohne Logik. Man setzt die Beobachtungen miteinander in Beziehung, und manchmal klappt das nicht sofort. Die chinesische Philosophie drückt es so aus: Der Glanz des Metalls ähnelt dem Glanz eines ruhiges Gewässers ...

Der Kontrollzyklus

Jedes Element kontrolliert gleichzeitig das jeweils übernächste im rechtsdrehenden Kreis. Holz kontrolliert Erde. Erde kontrolliert Wasser. Wasser kontrolliert Feuer. Feuer kontrolliert Metall. Und Metall kontrolliert Holz. Im analogen Bild könnte das so aussehen: Holz wächst in der Erde und nimmt ihr dadurch Energie. Wenn man Erde ins Wasser schüttet, ist das Wasser blockiert. Wasser löscht Feuer – diesmal ist es einfach. Feuer schmilzt Metall – das kennen Sie auch. Und Metall schneidet (wenn man es entsprechend bearbeitet hat) das Holz. Na ja, an dieser Stelle ist wieder ein wenig die Phantasie gefragt.

Zu viel des Guten: Elemente im Yang-Zustand

Hat ein Element zu viel Energie, so ist es im Yang-Zustand. Damit können drei unterschiedliche Dinge geschehen:
1. Das Element füttert (= stärkt) das ihm Nachfolgende vermehrt.
2. Das Element kontrolliert (= schwächt) das ihm als zweites Folgende vermehrt.
3. Kann das Element seine überschüssige Energie nicht abgeben, so gerät es in einen unangenehmen Energiestau, der nach und nach alle Elemente in Not bringt.

Lassen Sie uns auch diesen Prozess wieder an einem praktischen Beispiel betrachten. Angenommen, Sie sind ein reizbarer, unruhiger, aber auch sehr kreativer Mensch. Das bedeutet, dass Sie viel Energie im Holzelement entwickeln. Ihr Holz möchte diese Energie ans Feuer weitergeben. Daraufhin bekommen Sie Herzklopfen und es wird Ihnen manchmal sehr heiß. Sie sind auch schnell genervt und wütend. Ihr Arzt unterdrückt diese Unruhe und die möglichen Gefahren für Ihr Herz-Kreislauf-System mit einem Medikament. Wohin kann Ihr Holzelement seine überschüssige Energie jetzt noch abgeben?

Richtig: Es könnte im Kontrollzyklus am Erdelement »ziehen«. Das kostet Kraft, und das Holz entspannt sich. Aber die Erde ist nicht begeistert darüber. Sie leidet an Schwäche. Wahrscheinlich fühlen Sie sich schlapp und müde und verste-

木
火
土
金
水

hen gar nicht, warum. So bleibt Ihr Holzelement schließlich in seinen gestauten Energien hängen. Um sich zu beruhigen, trinken Sie vielleicht öfter mal ein
Glas Alkohol. Das hilft zunächst, aber Sie belasten damit auch Ihre Leber. Dies
wiederum steigert den Druck im Holzelement (die Leber gehört zum Holz). All-
mählich brauchen Sie dringend einen Ausweg. Am leichtesten finden Sie den
über Ihre tägliche Nahrung. Deshalb lieben wir Fahrnows die Fünf-Elemente-
Ernährung so sehr. Dieser Weg funktioniert nämlich! Versprochen.

Energiemangel: Elemente im Yin-Zustand

Noch deutlicher werden diese Zusammenhänge, wenn wir uns dem Energiemangel widmen. Sie erinnern sich: Das ist der Yin-Zustand. Leidet ein Element
an Energiemangel, so kann es seine Aufgaben nicht mehr ausreichend erfüllen.
Alle anderen Elemente reagieren sofort darauf. Desitzt zum Beispiel das Metallelement zu wenig Energie, kann es das Wasserelement nicht mehr ausreichend
»füttern«. Das Wasser erhält zu wenig Kraft. Der Mensch wird unsicher und
ängstlich (Angst ist die Emotion des Wasserelements). Er verliert sein Vertrau-
en ins Leben, und die Dinge gehen ihm schneller als sonst »an die Nieren« (das
sind die Organe des Wasserelements). Sie kennen das: Menschen mit lange an-
dauernden Depressionen leiden meistens auch unter Angstzuständen – Metall-
und Wasserelement sind im Energiemangel. Eine klug gewählte Kraftnahrung
zur Stärkung dieser Elemente könnte Abhilfe schaffen.
Wie kommt es überhaupt dazu, dass das Metallelement zu wenig Energie besitzt? Vielleicht erlebte dieser Mensch eine Zeit der Trauer und des Abschieds
(Emotionen des Metallelements). Die Trauer ist ihm »im Hals stecken geblieben« (die Haut und die HNO-Organe gehören zum Metallelement). Nun herrscht
ein Energiestau im Metall. Dieses Element kann das nächste nicht mehr mit
Kraft versorgen. Oder der Mensch war schon lange schlapp und zu wenig »geerdet«. Dann hat sein Erdelement nicht genügend Kraft, um das Metall zu füttern.
Die Erde ist geschwächt, das Metall und das Wasser kommen auch zu kurz. Das
Wasserelement kann daraufhin dem Holz nichts mehr weitergeben usw.
Ein geschwächtes Metallelement besitzt nicht genug Kraft für den Kontrollzyklus. Es kann das Holz nicht ausreichend »einbremsen«. Hat das Metall zu we-
nig kontrollierende Kraft, staut sich die Holzenergie. Der Mensch wird reizbar,

unruhig und erschöpft. Diese Zusammenhänge lassen sich endlos fortsetzen. Betrachten wir sie unter dem Blickwinkel der Heilkunde, finden wir chronische Krankheitsprozesse, die sich im Sinne einer ungünstigen Spiralbewegung mehr und mehr steigern.

Jetzt verstehen Sie bestimmt, warum wir uns auf den ersten Seiten dieses Buches so ausgiebig mit dem Kräftegleichgewicht von Yin und Yang befassen. Im Grunde geht es immer nur darum: *Bringen Sie Ihr Yin und Yang ins Gleichgewicht.* Tun Sie dies in allen fünf Elementen, das heißt, in allen Ihren Lebensbereichen. Mit der Zeit werden Sie unvorstellbare Belohnungen erfahren. Es gibt viele Möglichkeiten, Yin und Yang ins Gleichgewicht zu bringen. Über die Ernährung funktioniert das ausgezeichnet. Aber auch andere Anregungen und Übungen helfen Ihnen dabei. Behalten Sie einfach Ihr Gleichgewicht im Sinn. Dann sind Sie immer richtig unterwegs!

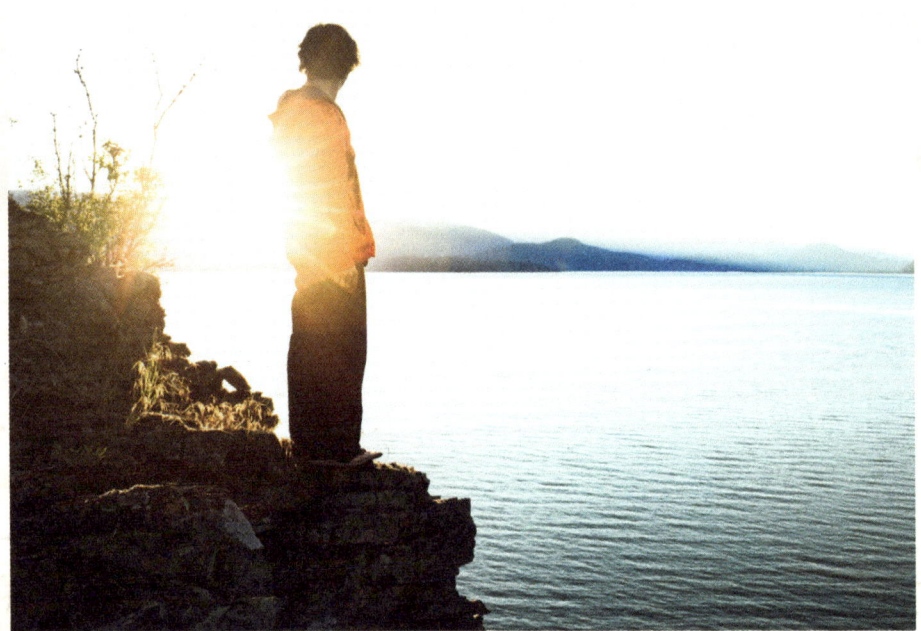

Wer in Harmonie mit allen Elementen lebt und bewusst dafür sorgt, dass dies auch so bleibt, hält den Schlüssel zu Gesundheit und Glück in Händen.

木
火
土
金
水

Wer ist der wichtigste Mensch in Ihrem Leben?

Alle Betrachtungen, Strategien und Hilfen der Asiatischen Philosophie dienen einem einzigen Zweck: ein harmonisches Gleichgewicht in allen Lebensbereichen herzustellen und aufrechtzuerhalten. In diesem Buch finden Sie viele Anregungen, um dieses Ziel zu realisieren. Folgen Sie unseren Empfehlungen, und Sie erfahren einen sofortigen praktischen Nutzen. Dazu müssen Sie wahrscheinlich auch manch einen Veränderungsschritt vornehmen.

Wir vermuten, dass Sie sich Entwicklung und Veränderung in Ihrem Leben wünschen – sonst hätten Sie dieses Buch nicht gekauft. Um Veränderung zu erfahren, muss man auch etwas anderes tun. Wer immer dasselbe tut, erhält dieselben Ergebnisse. Jetzt sind Sie dran:

Wie ernst ist es Ihnen mit dem gesunden, entspannten Leben?

Ach ja – und welche Antwort geben Sie sich auf die Überschrift ganz oben? Wer ist der wichtigste Mensch in Ihrem Leben? Viele Frauen sind geneigt, ihre Kinder, ihren Liebsten, ihre Eltern oder einen anderen Menschen als Antwort zu nennen. Da spricht das Herz der Liebe, und das ist gut so. Aber bitte entwickeln Sie diesen Gedanken auch einmal weiter.

Für den wichtigsten Menschen in Ihrem Leben sollten Sie besonders gut sorgen. Das tun Sie hingebungsvoll, sagen Sie? Ihre Kinder kommen immer an erster Stelle? Und wie geht es Ihren Kindern, wenn es Ihnen selbst nicht mehr gut gehen würde? Genau!

Stellen Sie sich zunächst einmal selbst in den Mittelpunkt. Kindern geht es so gut wie ihren Eltern. Wenn Sie gut für sich sorgen, können Sie umso besser und dauerhafter für alle Ihre Lieben sorgen. Beginnen Sie bei sich selbst, um Harmonie in Ihre Gemeinschaft zu bringen. Und lassen Sie sich überraschen! Der Fütterungszyklus gilt auch in menschlichen Gemeinschaften. Jedes Mitglied der Gemeinschaft sollte im Bestzustand sein. Erst dann kann es anderen von seiner Energie etwas weitergeben. Solange Sie vom Aufwachen bis zur Nachtruhe durch den Tag hetzen, sich mit viel zu vielen Terminen und Pflichten beladen, können Sie die gesunde Balance Ihres Lebens nicht entfalten. Dieses Leben ist ein einmaliges, kostbares Geschenk. Machen Sie es zu einem gesunden und lustvollen Leben!

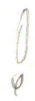

Krankheit als Einladung und Wegweiser

Krankheit entsteht, wenn die Lebenskraft Qi in ihrem harmonischen Fluss blockiert oder fehlgeleitet wurde. Die gesunde Ordnung menschlichen Seins verlangt ein ewig fließendes Gleichgewicht verschiedener Kräfte. Ein angeborenes Kontroll- und Korrektursystem im Menschen erkennt Störungen des lebendigen Gleichgewichts und reguliert den Organismus selbstständig in Richtung seiner natürlichen Ordnung. Auf diese Weise klingen einfache Erkrankungen meistens von selbst ab. Erst wenn diese Selbstheilungskraft ermüdet, können sich ernstere Krankheiten entwickeln. Stärken Sie also zuerst Ihr energetisches Gleichgewicht und Ihre Selbstheilungskraft – dann wird jeder notwendige Therapieplan wirksamer.

Die Botschaft der Symptome verstehen lernen

Körperliche Symptome und Beschwerden geben Hinweise auf ein energetisches Ungleichgewicht im Organismus. Um gesund zu werden, sollten Sie die tieferen Geheimnisse dieser Botschaft entschlüsseln. Dabei hilft Ihnen das Fünf-Elemente-Modell. Lassen Sie sich einladen zu einem Spaziergang durch die verschiedenen Ebenen dieser Tradition, und Ihr Verständnis für Beschwerden und Symptome wächst. Im zweiten und dritten Teil dieses Buches bieten wir Ihnen dazu mehr und mehr Details.

Alles ist im Fluss

Frühling, Hochsommer, Spätsommer, Herbst und Winter. So wie die Jahreszeiten in einem ewig fließenden Reigen Wachstum erschaffen, so durchlaufen auch Menschen im Laufe ihres Lebens Phasen der Geburt, des Wachstums, der Reife, des Rückzugs und der Stille. Auf dem Weg zu Ihrer Reifung durchwandern Sie mehrere Zyklen des Werdens und Vergehens, der Neuorientierung und der Transformation. Nutzen Sie diese Lebenszyklen, so wachsen Sie zu immer größerer Komplexität, Reifung und Klarheit – ähnlich wie ein guter Wein, der sich erst mit den Jahren vollkommen entfaltet. Hermann Hesse beschrieb diese Kreise im Gedicht als Lebensstufen.

木
火
土
金
水

Stufen

Wie jede Blüte welkt und jede Jugend
dem Alter weicht, blüht jede Lebensstufe,
blüht jede Weisheit auch und jede Tugend
zu ihrer Zeit und darf nicht ewig dauern.
Es muss das Herz bei jedem Lebensrufe
bereit zum Abschied sein und Neubeginne,
um sich in Tapferkeit und ohne Trauern
in andre, neue Bindungen zu geben.
Und jedem Anfang wohnt ein Zauber inne,
der uns beschützt und der uns hilft zu leben.

Wir sollen heiter Raum um Raum durchschreiten,
an keinem wie an einer Heimat hängen,
der Weltgeist will nicht fesseln uns und engen,
er will uns Stuf' um Stufe heben, weiten.
Kaum sind wir heimisch einem Lebenskreise
und traulich eingewohnt, so droht Erschlaffen.
Nur wer bereit zu Aufbruch ist und Reise,
mag lähmender Gewöhnung sich entraffen.

Es wird vielleicht auch noch die Todesstunde
uns neuen Räumen jung entgegensenden,
des Lebens Ruf an uns wird niemals enden ...
Wohlan denn, Herz, nimm Abschied und gesunde!

Hermann Hesse (1877–1962)

DER MENSCH ALS MIKROKOSMOS

Heilkundige, Mediziner und Philosophen aller Kulturen setzen sich seit Jahrtausenden mit den Ordnungsmustern des Lebens auseinander. Welchen Platz nimmt der Mensch im Universum ein? Wie erschaffen die Kräfte von Himmel und Erde das Leben? Wie entsteht ein lebendig bewegtes Gleichgewicht, und was stört diese fließende Harmonie? Wie kann man das aus der Ordnung gefallene Gleichgewicht ohne Gewalt oder Unterdrückung wieder zurückregulieren, damit eine neue, gesunde Ordnung entsteht?

Zusammenhänge und Zyklen erkennen

Diese Grundsatzfragen bilden den Kern der asiatischen Medizintradition. Der Mensch erscheint eingebunden in größere Zusammenhänge, die ihn beeinflussen und manchmal auch lenken. Das Leben erlaubt nichts Statisches. Stagnation wäre die Vorstufe zum Lebensende. Daher gibt es im Rahmen der Traditionellen Asiatischen Medizin ebenso viele Empfehlungen und Hinweise wie Menschen und Situationen. Was brauche ich jetzt? Welche Nahrung unterstützt mich heute? Was braucht mein Gegenüber? Wie kann ich ihn oder sie aktuell unterstützen? Eine einmal gefundene Antwort reicht nicht aus. Denn schon sind Sie in einem neuen Zyklus angekommen. Ihre Erfahrungen bringen Sie voran, und hinter jeder Kurve warten neue Überraschungen.

Oben wie unten – innen wie außen

Ähnlichkeiten und Analogien beschreiben den Menschen als Teil eines kosmischen Ganzen. Im Urgrund aller Materie begegnen sich Photonen als winzige Anteile der Schöpfung. Alles besteht aus diesem Quantenlicht. Eine Ursuppe oder Quantensuppe (so die moderne Physik) zeigt sich in immer neuen Formen. Die Wechselwirkungen zwischen Mensch und Kosmos spiegeln sich im Zusammenspiel seiner einzelnen Seins-Ebenen. Der Körper (»außen«) reagiert auf die Gefühle (»innen«). Und umgekehrt. Alles ist mit allem verbunden. Getrennte oder isolierte Betrachtungen führen in die Illusion. Erst, wenn Sie sich ent-täuschen lassen, kommen Sie der Wahrheit des Lebens einen Schritt näher.

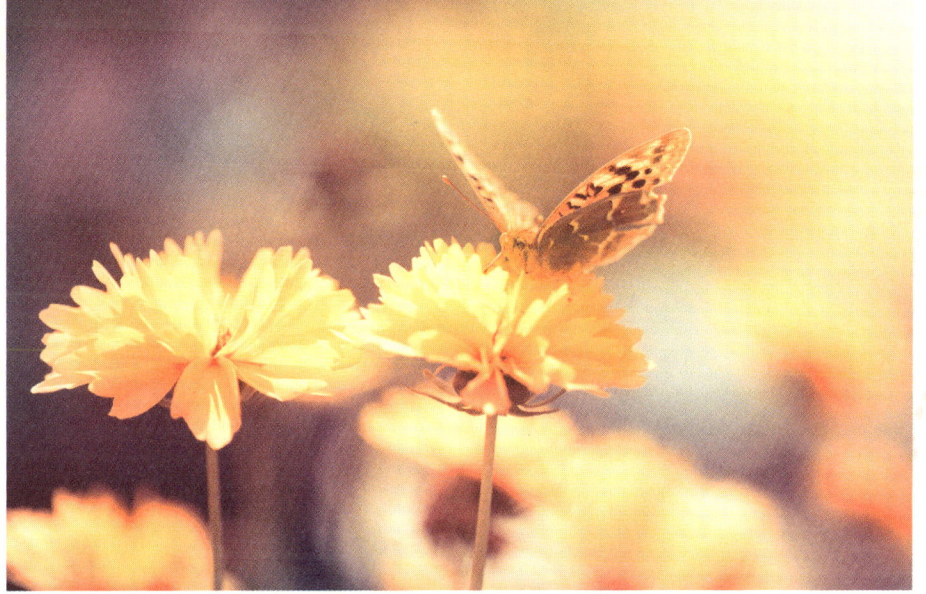

Alles ist miteinander verbunden. Mensch und Natur beeinflussen sich im Zyklus der Elemente, und auch kleine Veränderungen können Großes bewirken.

Moderne Wissenschaftler bestätigen die Grundaussagen des traditionellen Fünf-Elemente-Modells. Der Flügelschlag eines Schmetterlings kann eine Gewitterwolke zur Entladung bringen; so berichtet es die Chaos-Physik. Alle Erscheinungen und Handlungen stehen miteinander im Zusammenhang. Ihr Körper und Ihre Seele reagieren auf Wetterumschwünge, Mondphasenwechsel, ja sogar auf ein Erdbeben am anderen Ende der Welt. Der Planet Erde reagiert auf die Energieausbrüche der Sonne. Die wiederum reagiert auf die Gammastrahlung, die aus dem Zentrum der Milchstraßen-Galaxie strömt. Genauso sind auch innerhalb Ihres Körpers alle Funktionsebenen miteinander verbunden. Über Ihre Nahrung erreichen Sie alle fünf Elemente Ihres Seins. Was Sie aufnehmen, formt Sie. Daher bitten wir Sie: Nehmen Sie nur das Beste zu sich! Um das Beste zu nähren, was Sie haben: sich selbst.

Der Mensch ist, was er isst

Tief verwurzelt im menschlichen Bewusstsein liegt die Erfahrung, dass Nahrung nicht nur Leben erhält. Jede Nahrung entfaltet auch ihre spezifischen Wirkungen. Diese lassen sich fein abstimmen auf situative und individuelle Bedürfnisse. Was braucht eine junge Frau, die gerade einem Baby das Leben geschenkt hat? Was braucht ein hitzköpfiges kleines Trotzkind? Wie hilft die

Nahrung erschöpften älteren Menschen, die sich ein Leben lang zu sehr verausgabt haben? Was unterstützt das junge Mädchen, das mit hohem Fieber im Bett liegt? Und welche Nahrung passt am besten in die aktuelle Jahreszeit?

Ernährung – einer von fünf Therapieschritten

Viele Menschen suchen die Ernährungsberatung auf, wenn sie bereits erkrankt sind. Je länger eine Krankheit besteht, desto aufwendiger ist ihre natürliche Auflösung. Die Fünf-Elemente-Ernährungslehre unterstützt jeden Therapieplan. Ob ihr Ansatz ausreicht, hängt von der Komplexität der Beschwerden ab. In der asiatischen Tradition gehören fünf Schritte zu jedem Therapieplan:

- die Verordnung einer *Pflanzenarznei* für innere Krankheitsprozesse
- eine *Akupunktur* zur Auflösung schmerzhafter Energieblockaden
- *Massagen* (zum Beispiel Tuina) zur Lösung von Blockaden, zur Entspannung und zur Energiesammlung
- *Bewegungsübungen* zur Auflösung von Stagnation und Blockaden (zum Beispiel Taijiquan oder Qigong)
- ein *Ernährungsplan,* der mit der Pflanzenarznei harmonisch zusammenwirkt (auch Nahrungspflanzen wirken als Heilpflanzen).

Gesund sein heißt, dass alle Energien harmonisch fließen

Gesund werden und bleiben bedeutet also viel mehr als nur das Verschwinden einiger unliebsamer oder gefährlicher Symptome. Im Sinne der Fünf-Elemente-Tradition sind Sie dann gesund, wenn Ihre Energien in allen Lebensbereichen harmonisch fließen. Ihre Lebenskraft wird dadurch immer stabiler. Sie fühlen sich ausgeglichen und fröhlich. Den Schwankungen des Lebens können Sie mit Gelassenheit begegnen. Auf Widerstände und plötzliche Ereignisse reagieren Sie klug und weitblickend. Dies ist der wahre Schlüssel zum glücklichen Leben: harmonische Lebendigkeit in den Fünf Elementen!

In der Ernährungsberatung fragt das Fünf-Elemente-Modell nicht nach Kalorien oder Nahrungsbestandteilen. Hier zählen Sie weder Spurenelemente noch Fette, Kohlenhydrate oder Eiweißbausteine. Nur die Wirkung einer Speise interessiert: Fühlen Sie sich im Anschluss an Ihre Mahlzeit warm und gestärkt, oder »hängen Sie schlapp in den Seilen«? Um herauszufinden, welche Nahrung momentan die für Sie persönlich passendste ist, brauchen Sie Klarheit über die

木
火
土
金
水

Verteilung von Yin und Yang in Ihren Elementen. Yin und Yang kennen Sie schon. Im nächsten Kapitel lernen Sie die Elemente genauer kennen.

Geschmack und thermische Qualität der Nahrungsmittel

Alle Lebensmittel lassen sich anhand ihres Geschmacks einem Element zuordnen: *Sauer im Holz, bitter im Feuer, süß in der Erde, scharf im Metall und salzig im Wasser.* Haben Sie alle diese fünf Geschmacksqualitäten in Ihrer Mahlzeit berücksichtigt? Dann versorgt die Speise jedes Ihrer Elemente mit Energie.

Zusätzlich müssen Sie noch die sogenannte thermische Qualität der Lebensmittel kennen:

- Was Ihren Körper *wärmt oder erhitzt,* spendet *Yang* (zum Beispiel Chili).
- Was ihn *erfrischt und kühlt,* enthält *Yin* (zum Beispiel Gurke).
- Es gibt auch *neutrale Lebensmittel,* die ein bisschen von beidem abgeben.

Eine ausgewogene Speise enthält von allem etwas. Das erscheint Ihnen zu kompliziert für Ihre Küche? Dann beginnen Sie doch einfach mit den Rezepten dieses Buches. Sie berücksichtigen alle Regeln der Fünf-Elemente-Küche und machen Sie sofort zur Erfolgsköchin bzw. zum Erfolgskoch.

Um gesund zu leben, sollten Sie ab und zu das Gleichgewicht von Yin und Yang in Ihren einzelnen Elementen untersuchen. Sie erinnern sich: In Ihnen lebt die Qualität aller Elemente. Befindet sich ein Element im Yin, brauchen Sie wärmende Nahrung. Befindet es sich im Yang, benötigen Sie kühlende Zutaten. Eine kühlende Zutat im Metall ist zum Beispiel die Pfefferminze. Sie ist pikant und wirkt im Körper erfrischend. Ist Ihr Metallelement im Energiestau (= im Yang-Zustand), hilft die Kühlung. Eine energetisierende Zutat in diesem Element ist die Chilischote: pikant und erwärmend. Haben Sie einen Energiemangel (= Yin-Zustand) im Metall, brauchen Sie Wärme.

Das klingt nur anfangs etwas zu bunt. Sowie Sie den großen Nutzen dieses Modells erkennen, werden Sie es spielerisch einsetzen: Wer in Balance ist, darf die ganze kulinarische Vielfalt genießen. Und wer energetisch durcheinandergeraten ist, reguliert sein Gleichgewicht mithilfe der Mahlzeiten.

Eine gut gewählte Fünf-Elemente-Speise stärkt Körper, Seele und Geist. Entdecken Sie in den folgenden Kapiteln die Geheimnisse eines Ernährungsplanes, der Sie mehr und mehr mit Energie und Lebensfreude erfüllen wird.

FÜNF ELEMENTE IN ALLEM, WAS IST

Hier zeigen wir Ihnen ein philosophisches Modell für jede Gelegenheit. Entdecken Sie die Fünf Elemente in Ihrem täglichen Leben und entwickeln Sie immer mehr Gelassenheit, Energie und Lebensfreude!

DIE ENTSPRECHUNGEN IM FÜNF-ELEMENTE-MODELL

木
火
土
金
水

Das Folgende mag Sie verwirren: In der chinesischen Tradition spricht man entweder von *Elementen, Organen oder Funktionskreisen*. Alle diese Begriffe bezeichnen denselben Inhalt. Das Wort »Organ« wird in dieser Tradition zum Beispiel sehr viel komplexer verstanden als in unserem westlichen anatomischen Denkmodell. Ein Organ ist alles, was zum jeweiligen Element gehört. Taucht im Gespräch ein Organ, ein Funktionskreis oder ein Element auf, so assoziiert der chinesische Mediziner immer gleichzeitig alle Entsprechungen des Fünf-Elemente-Modells damit: das Organpaar, das Sinnesorgan, das Gewebe, die Jahreszeit, den Geschmack, das Gefühl und so weiter.

Das Entsprechungssystem

Wenn man von der Leber spricht, kann also durchaus auch der Frühling gemeint sein, die Jahreszeit des Holzelements. Wer über Wut und Gereiztheit spricht, denkt automatisch an die Organe Leber und Gallenblase, an den sauren Geschmack und an das Muskelgewebe. Alle Zuordnungen wurden assoziativ durch Beobachtung gewonnen. Sie haben wenig bis nichts mit Logik zu tun. Jedem Element sind verschiedene Aspekte der wahrnehmbaren Welt zugeordnet. Das Fünf-Elemente-Modell heißt deshalb auch Entsprechungssystem. Jedem Element entspricht ein Organpaar, eine Geschmacksqualität, ein Gefühlszustand, eine Jahreszeit, eine Klimaqualität und noch manch anderes Attribut. Auf der nächsten Seite finden Sie eine Tabelle mit den wichtigsten Entsprechungen der Fünf Elemente.

Zusammenhänge im eigenen Leben entdecken

Das Fünf-Elemente-Modell kann sehr viel Vergnügen bereiten. Vielleicht betrachten Sie gleich einmal Ihre eigenen Erfahrungen aus dem täglichen Leben? Wann sind Ihnen die beschriebenen Zusammenhänge schon einmal begegnet?

WICHTIGE ZUORDNUNGEN (ENTSPRECHUNGEN) ZU DEN FÜNF ELEMENTEN

Element	Holz	Feuer	Erde	Metall	Wasser
Organpaar	Leber/ Gallenblase	Herz/ Dünndarm	Magen/ Milz, Pankreas	Lunge/ Dickdarm	Niere/ Blase
Geschmack	sauer	bitter	süß	pikant, scharf	salzig
Sinnesorgan	Auge	Zunge	Mundhöhle	Nase	Ohr
Emotion	Wut, Gereiztheit	Freude	Sorgen	Trauer	Angst
Gewebe	Muskeln	Blutgefäße	Bindegewebe	Haut, HNO, Schleimhaut	Knochen
Klima	Wind	Hitze	Feuchtigkeit	Trockenheit	Kälte
Jahreszeit	Frühling	Hochsommer	Spätsommer	Herbst	Winter

Dieses Modell wurde zwar vor unendlich langer Zeit in China formuliert. Aber seinen Inhalt entdecken Sie in allen Kulturen wieder.

- Waren Sie so *wütend,* weil Ihnen »eine Laus über die *Leber* gelaufen ist«? Waren Sie so richtig *sauer?* Konnten Sie fühlen, wie die *Augen* vor Wut herausquollen und die *Muskeln* sich im Zorn anspannten? Dann hat Sie die durchbrechende Energie des *Frühlings* erfasst, die alles erneuern möchte.
- Vielleicht kennen Sie das Sprichwort, »Was *bitter* dem Mund, ist dem Herzen gesund«? Manchmal hüpft das *Herz* vor *Freude,* Sie fühlen eine *feurige Energie* durch den Körper rieseln. Ihnen wird *heiß* vor Freude ... Die *Sommerhitze* kann aber auch anstrengend sein, dann leidet Ihr Herz-Kreislauf-System.
- Oder *Sorgen und Grübeleien* sind Ihnen auf den *Magen* geschlagen. Das hat Ihnen die *Süße* des Lebens verdorben, und Sie fühlen sich nicht mehr richtig *geerdet.* Im *Spätsommer* wird die Ernte eingefahren, und es ist Zeit für mußevolle Stunden in glücklicher Gemeinschaft.

- Der *Herbst* kann *traurig* machen. Wenn man den *trockenen* Blättern nach-
schaut, scheint alles zu Ende zu gehen. Sie müssen gut auf sich achten, um
gesund zu bleiben. Die wechselnden Temperaturen verursachen leicht mal
Schnupfen und Erkältung … Rainer Maria Rilke, der selbst an chronischen Erkältungen litt, fasste die herbstliche Stimmung besonders kunstvoll und an-
schaulich zusammen:

Herbsttag

Herr, es ist Zeit. Der Sommer war sehr groß.
Leg deinen Schatten auf die Sonnenuhren,
und auf den Fluren lass die Winde los.

Befiehl den letzten Früchten, voll zu sein;
gib ihnen noch zwei südlichere Tage,
dränge sie zur Vollendung hin, und jage
die letzte Süße in den schweren Wein.

Wer jetzt kein Haus hat, baut sich keines mehr.
Wer jetzt allein ist, wird es lange bleiben,
wird wachen, lesen, lange Briefe schreiben
und wird in den Alleen hin und her
unruhig wandern, wenn die Blätter treiben.

Rainer Maria Rilke (1875–1926), 21.9.1902 in Paris

- Schließlich kriecht Ihnen die *Winterkälte* in die *Knochen,* und Sie reagieren
ein wenig verzagt und *ängstlich.* Etwas *Stille* hilft; einige Momente, um nach
innen zu *lauschen.* Dann finden Sie das *»Salz des Lebens«* wieder, um sich auf
einen neuen Zyklus vorzubereiten.

Alle diese Zusammenhänge und Zuordnungen sind natürlich rein assoziativ.
Sie stammen aus der Beobachtung des täglichen Lebens und könnten manchmal auch anders zusammengesetzt werden. In der asiatischen Philosophie werden analoge Zusammenhänge erforscht. Logik hingegen ist eine typisch westliche Tradition. Lassen Sie sich also bitte nicht irritieren, wenn Ihr Verstand diese Dinge erstaunlich findet …

FÜNF ELEMENTE IN DEN JAHRESZEITEN UND KLIMAQUALITÄTEN

»Wie innen so außen« – eingebunden in die Gesetze der Natur steht der Mensch zwischen Himmel und Erde. Sowohl körperlich als auch seelisch und mental reagiert er auf die Rhythmen und Bewegungen seines Lebensraumes. Ein veränderter Schlaf bei Voll- oder Neumond, die erhöhte Reizbarkeit vor Ausbruch eines Gewitters, die Migräne bei einem Wetterwechsel: Klimafaktoren beeinflussen in hohem Maße das menschliche Wohlbefinden.

Die Fünf Elemente folgen den Jahreszeiten, und deren typische Klimaqualitäten sind ihnen zugeordnet. Der Frühlingswind gehört zum Holz. Die Hochsommerhitze zum Feuer. Die schwüle Feuchtigkeit des Spätsommers zum Erdelement. Herbstliche Trockenheit findet sich im Metall. Winterkälte im Wasser. Werden die klimatischen Qualitäten zu stark, »leidet« das zugehörige Element. Sie erinnern sich: Die Begriffe Element und Organ werden gleichbedeutend genutzt. Daher heißt es in der Fünf-Elemente-Tradition zum Beispiel: Der Wind schädigt die Leber. Hitze stört das Herz. Feuchtigkeit belastet die Milz. Trockenheit schädigt die Lunge. Und Kälte stört die Nieren. Besonders Letzteres kann man sofort nachvollziehen.

Fütterungs- und Kontrollzyklus in den Jahreszeiten und Klimaqualitäten

Für jedes der Fünf Elemente steht eine Jahreszeit. Im **Fütterungszyklus** stärkt jede die Nachfolgende mit ihrer Energie. Im Frühling erblüht alles zu neuem Leben: Die Energie dieser Jahreszeit ist besonders kraftvoll und dynamisch; aus den neuen Blüten entsteht ein Teppich voller Blumen, die Bäume entfalten sich zu neuem Grün. Ist der Frühling kraftvoll, kommen im Hochsommer viele Blumen zum Wachstum; Feuerkraft lässt sie duften und erstrahlen. Während des Spätsommers verwandeln sie sich zu leckeren Früchten, und die Erntezeit bricht an. Im Herbst rundet sich der Kreislauf; trockene Blätter fallen zur Erde und bereiten neuen Humus vor. Im Winter ruht das Geschehen scheinbar; wäh-

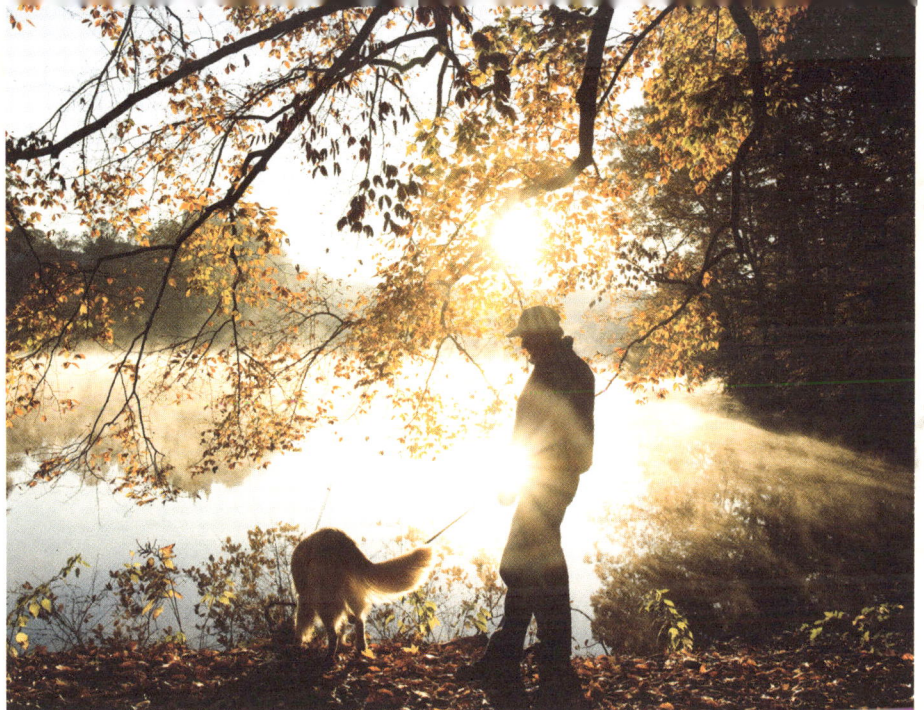

Jahreszeiten folgen einander wie die Phasen der Reifung. Eine Melodie erklingt in allem, was ist. So fließt das Qi durch die Gewebe des Lebens.

木
火
土
金
水

rend alles in Kälte und Stille verweilt, wird das neue Leben für den nächsten Frühling bereits vorbereitet. So füttert eine Jahreszeit die nächste, und alles folgt den harmonischen Rhythmen der Schöpfung.

Auch der **Kontrollzyklus** sorgt für harmonische Ordnung. Ohne ihn würde sich die Spirale der Lebensentfaltung vielleicht zu schnell drehen. Die Frühlings-energie (Holz) kontrolliert den Spätsommer (Erde): Wer im Frühling nur wenig sät, wird im Spätsommer wenig ernten. Die Erdenergie kontrolliert das Wasser: Eine schwache Ernte bietet zu wenige Vorräte für den Winter. Der Winter (Was-ser) kontrolliert den Sommer (Feuer): Nach einem kalten und langen Winter braucht die Erde lange, um sich zu erwärmen; der Hochsommer und auch der nachfolgende Spätsommer gestalten sich weniger energievoll. Der Hochsom-mer (Feuer) kontrolliert den Herbst (Metall): Je nachdem, wie stark sich die Na-tur im Sommer entfaltet, fällt der Herbst mehr oder weniger kraftvoll aus. Das Metall schließlich kontrolliert das Holz: Je weniger Humus der Herbst anlegt, desto weniger Frühlingsenergie steht den Pflanzen des nächsten Zyklus zur Verfügung – und umgekehrt. Fütterungs- und Kontrollzyklus sorgen für den harmonischen Energiefluss in den Fünf Elementen.

Frühling und der Wind des Holzelements

Heftige *Frühlingswinde* greifen die *Leber* (= das Holz*)* an. Nicht umsonst gilt der Frühling als optimale Zeit für körperliche Entschlackung und Reinigung. Genau in dieser Zeit schießen auch die Leber reinigenden Kräuter aus der Erde: *Sauer-ampfer* (!), Löwenzahn und die Mariendistel. Leber-Heilkräuter sind sauer oder bitter. Die *bitteren* unter ihnen (Löwenzahn, Mariendistel) stärken das *Feuerele-ment.* Ein gesunder Blutkreislauf hilft der Leber aus ihrem Energiestau (Feuer zieht Kraft aus dem Holz) – das bestätigt auch die moderne Medizin.

Hochsommer und die Hitze des Feuerelements

Zu viel Sommerhitze kann das *Herz-Kreislauf-System* schädigen. *Hitze* greift das Feuer an. Ist die Energie des Feuerelements im Ungleichgewicht, kann es zum Kreislaufkollaps (zu wenig Energie = Yin-Zustand) oder Herzinfarkt (gestaute Energie = Yang-Zustand) kommen. Auch die *Blutgefäße* leiden unter Hitze. Brauchen Sie im Sommer Stützstrümpfe? Dann ist Ihr Yin (die Flüssigkeit) nach unten gesackt und staut sich in den Blutgefäßen. Ein pikantes Essen (Metall) bringt Ihr Qi in Bewegung, und mit etwas Glück fließt das Blut wieder leichter. Nicht zufällig lieben Menschen in heißen Klimazonen das scharfe Essen.

Spätsommer und die feuchte Schwüle des Erdelements

Ist der Spätsommer verregnet, so leidet die *Milz. Feuchtigkeit* schädigt das Erd-element. Eine trockene, wärmende Mahlzeit (Yang-betonte Lebensmittel!) bringt die Erde-Milz-Energie wieder ins Gleichgewicht. Nudelgerichte (Nudeln sind *süß*) mit wenig Soße (echt italienisch!) stärken zum Beispiel das Erdele-ment. Die Grillparty, der Klassiker um diese Jahreszeit, liefert auch eine Menge Ausgleich. Das *Fleisch* (Erdelement) ist *trocken* und *heiß* (Yang-betont) und stellt die innere Erde zufrieden.

Herbst und die Trockenheit des Metallelements

Wer unter trockener *Haut* leidet (besonders im Herbst), zeigt ein Ungleichge-wicht im Metallelement. »*Trockenheit* greift das Metall an«, heißt es in der Fünf-Elemente-Lehre. Nicht nur die Haut braucht dann viel Feuchtigkeit zum Ausgleich. Auch der *innere Feuchtigkeitshaushalt* muss wiederhergestellt wer-den. Mit einigen Ernährungstipps geht das sehr einfach.

Winter und die Kälte des Wasserelements

»Frostige Naturen«, die immer eine Hülle mehr als andere benötigen, haben Furcht davor, sich zu *erkälten*. *Kälte* greift das Wasserelement an. Oft reagieren diese Menschen so sensibel, dass ihnen auch leicht etwas »an die *Nieren* geht«. Die *Angst* sitzt ihnen im Nacken, und der Schreck fährt ihnen in die *Knochen*. Etwas *Salz* stärkt sowohl ihre Nieren (die den Salzhaushalt regulieren!) als auch ihre empfindsame Lebenskraft.

FÜNF ELEMENTE IN IHREN GEFÜHLEN UND GEDANKEN

木
火
土
金
水

Aus Sicht der asiatischen Tradition erzeugen die Organe bzw. Funktionskreise auch die menschlichen Gefühle. Verständlicher wird diese Idee folgenderma-ßen: In jedem Funktionskreis (in jedem Element) fließt die Lebensenergie Qi. Ein harmonischer Energiefluss erzeugt harmonische Gefühle. Ein unharmoni-scher Energiefluss erzeugt belastende Gefühle. Wenn Sie plötzlich »ausrasten«, ist der Energiefluss in Ihrem Holzelement (in der Leber) gestaut. Ihr Holz ist im Yang-Zustand und braucht erfrischendes Yin. Wenn Sie zu wenig Freude emp-finden, lebt Ihr Feuerelement im Mangel (im Yin-Zustand). Ein wenig bitterer Geschmack füllt es wieder auf.

Ihre Kaffee- oder Teepause wirkt also als Tankstelle für Ihren Herz-Funk-tionskreis, für Ihr Feuerelement. Vielleicht genehmigen Sie sich auch noch ein süßes Kuchenstückchen zum Kaffee? Dann füllen Sie gleichzeitig Ihr Erdele-ment mit Energie. Kaffee (bitter) und Kuchen (süß) lassen die Sorgen ver-schwinden (Erdelement) und erfreuen das Herz (Feuerelement) – das weiß man in allen Kulturen. Das Organ und seine zugeordnete Gefühlsqualität werden in der Asiatischen Tradition als untrennbare Einheit gesehen: Ist die Leber ange-spannt, so ist der Mensch »sauer«, reizbar. Ist die Lunge angegriffen, so ent-steht Trauer. Anhaltende Trauer wiederum kann die Lunge schädigen.

Eine jahrelang bestehende Dysbalance in einem Element kann organische Krankheiten begünstigen. Sollten Sie daher bei der Lektüre dieses Buches ein solches Ungleichgewicht erkennen, empfiehlt sich eine sorgfältige medizinische Untersuchung und die Begleitung durch einen Ernährungsberater der Traditionellen Chinesischen Medizin (TCM). Besteht das energetische Ungleichgewicht erst seit kürzerer Zeit, lässt es sich wahrscheinlich mithilfe der Fünf-Elemente-Kost regulieren.

Fütterungs- und Kontrollzyklus in den Gefühlen und Gedanken

Gefühle bestehen aus reiner Energie. In Ihrem Körper spüren Sie diese Energie. Ein Wutanfall, ein heftiger Tränenausbruch, ein Gefühl der Verliebtheit – immer strömen starke Energiewellen durch Ihr gesamtes Sein. Diese Energie darf nicht ausgebremst werden, sondern muss in Bewegung bleiben, sonst entsteht ein Stau im zugehörigen Element.

Im **Fütterungszyklus** verwandeln sich die Energien ineinander. Daher wird das Fünf-Elemente-Modell auch als »Modell der Wandlungsphasen« bezeichnet. Kreativität (Holz) füttert die Freude (Feuer). Freudvolle Menschen bewegen heitere Gedanken (Erde) in sich und finden sich dadurch rasch in einem lebendigen Freundeskreis wieder. Dieser trägt sie auch durch schwierige Herausforderungen und Zeiten des Wandels und Abschieds (Metall). Ganz von selbst finden sie sich schließlich in der Stille ein (Wasser), um sich auf neue Bewegungen des Lebens vorzubereiten.

Der **Kontrollzyklus** sorgt für eine Zügelung der Emotionen. Holz (Kreativität, Wut, Gereiztheit) kontrolliert die Erde (Gedanken, Sorgen): Schöpferische Impulse verwandeln Gedanken in Visionen; Wut dagegen verwandelt sich leicht in Gedankenschleifen aus Vorwürfen, Rechthaberei und Selbstverteidigung. Erde (Gedanken, Sorgen) kontrolliert das Wasser (Angst): Kluge Gedanken können Vertrauen wecken; Sorgen dagegen fördern die Angst. Wasser (Angst) kontrolliert das Feuer (die Freude): Angst macht vorsichtig, dämpft unkluge Euphorie, verdrängt aber letztlich alle freudigen Gefühle. Feuer (Freude) kontrolliert das Metall (die Trauer): Dieser Zusammenhang spricht für sich – Glück und Freude können den Kummer auflösen. Metall (Trauer) kontrolliert das Holz (Kreativität, Wut): Auch diesen Aspekt können Sie leicht nachvollziehen – Traurigkeit bremst die Kreativität und unterdrückt die Wut.

Wut oder Gelassenheit im Holzelement

Sind Sie schnell mal »auf 180«? Dann sind Sie wahrscheinlich ein *kreativer Mensch*. Ihr Holzelement entfaltet eine hohe Dynamik. Sie sind schnell im Denken und Handeln und haben richtig Power. Gleichzeitig sind Sie aber auch oft im *Stress*. *Wutanfälle* kann man sich jedoch nicht überall erlauben, zumindest nicht ohne wachsende Nachteile im zwischenmenschlichen Miteinander. Daher speichern Sie Ihre Unruhe und wenden die *Gereiztheit* nach innen. Das macht Sie unzufrieden. Ihr *Leber-Qi stagniert im Yang-Zustand*. Ihre Organe und Gewebe geraten in Stress. Dieser Zustand ist ungesund. Modernen Forschungsergebnissen zufolge bildet physiologischer Stress die Wurzel jeder Erkrankung. Jeder! Also ist es wichtig für Sie, Stress abzubauen.

Mit der Fünf-Elemente-Ernährung geht das relativ leicht. Der saure Geschmack entspannt die Leber und vermindert Ihre Reizbarkeit. *Essen Sie Saures, wenn Sie zu oft sauer sind.* Sorgen Sie für die *Leber* entlastende Kräuter. Führen Sie vielleicht eine Leberreinigung nach Dr. Hulda Clark durch (hilfreiche Website siehe Seite 174). Sie werden staunen, wie viele Schlackstoffe Ihr Körper abgibt. Selbst im völlig gesunden Zustand hat er Gifte gespeichert. Die Lebensenergie, das Leber-Qi, stagniert. Das Organ verlangsamt seine Arbeit. Wenn Sie keine Abhilfe schaffen, finden Sie den Stau bald in allen Ebenen Ihres Lebens.

Zu wenig Holzenergie, den *Yin-Zustand* im Holz, gibt es kaum. Erst wenn Sie Ihre lebendige *Kreativität* über sehr lange Zeiträume unterdrücken, kann es dazu kommen. Das Holzelement ist dynamisch aus sich heraus. Seine hohe Energie möchte fließen und kreisen. Ist Ihre Holzenergie ausgewogen, fühlen Sie sich *gelassen und gut gelaunt*. Künstler und kreativ Schaffende sprechen in dieser Situation vom *Flow*. Sie befinden sich im freien, harmonischen Fluss der Energien. Das ist ein sehr glücklicher Zustand. Er beschützt Ihre Gesundheit und lässt Sie ein erfülltes Leben genießen.

Ganz entspannt im Hier und Jetzt – und gleichzeitig voller Tatendrang und Schaffenskraft: So zeigt sich der gesunde Zustand des Holzelements. Das *harmonische Holzelement* füttert das Feuer mit seiner Energie. Freude verbreitet sich auf dem Hintergrund kreativer Dynamik. Im dritten Teil dieses Buches können Sie viele weitere Tipps entdecken, mit denen Sie Ihr Holzelement ins Gleichgewicht bringen können.

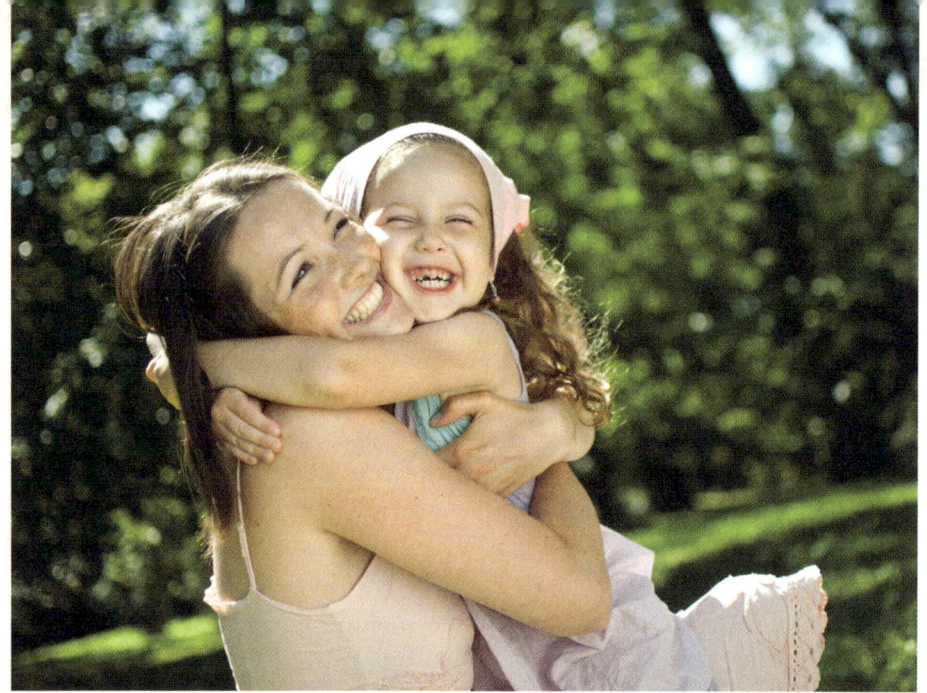

Kinder sind die besten Lehrmeister im Feuerelement: Voll sprühender Freude, Herzenskraft und Präsenz verkörpern sie diese impulsive, strahlende Energie.

Freudlosigkeit oder Freude im Feuerelement

Mangelt es Ihnen an *Lebensfreude?* Das wissen Sie gar nicht so genau? Dann erinnern Sie sich doch bitte einmal an Ihre Kindheit. Oder beobachten Sie kleine Kinder beim Spielen. Ausgelassene Freude und reine Hingabe an den Augenblick lernt man am besten von den Kindern. Ein glückliches Kind vergisst Raum und Zeit. Es folgt seinen inneren Impulsen und lebt völlig im Gleichgewicht. Wann waren Sie zuletzt dieses glückliche Kind? Nehmen Sie Kontakt auf mit Ihrem jüngeren Selbst, wenn Sie sich mehr Lebensfreude wünschen. Ihr inneres Kind erzählt Ihnen davon, wie Sie diese Freude wiederfinden.

Damit unterstützen Sie auch Ihr Herz. Ein *Herz voller Freude* schützt Ihre Gesundheit und lindert Momente der Krankheit. Die *Freude* gehört zum *Feuerelement.* Zart *bittere* Geschmacksnoten stärken es. Wer freudlos lebt, verweilt im *Yin-Zustand* des Feuerelements.

Und wie steht's mit dem emotionalen *Yang-Zustand* im Feuerelement? Gibt es überhaupt ein Zuviel an Freude? Das kann tatsächlich so sein. Im Yang-Zustand ist die Feuerenergie gestaut. Manche Menschen entwickeln einen krankmachenden, euphorischen Zustand. In der Psychiatrie bezeichnet man ihn als

manische Psychose. Die betroffenen Kranken fühlen sich subjektiv voll ausge-
lassener Freude. Da sie aber gleichzeitig nur schwach geerdet sind (Blockierun-
gen im Feuer schwächen die Energie im Erdelement), treffen sie gefährlich des-
truktive Entscheidungen, deren Tragweite sie nicht begreifen. Ihr Feuerelement
braucht Kühlung und Balance.

Ihre Freude muss zur Ausgewogenheit reifen, die das Leben harmonisch trägt.
»Stille Herzensfreude« zaubert ein Lächeln auf Ihr Gesicht. Verweilen Sie mehr
als 30 Sekunden darin, erzeugt Ihr Gehirn Endorphine. Ganz im Rahmen des
Gesetzes können Sie Ihre eigene biochemische Glücksdroge genießen. Probie-
ren Sie's aus: Die Mimik des Lächelns bringt Ihr *Feuerelement in Balance*. Sogar
dann, wenn Ihnen gar nicht nach Lächeln zumute ist ... Ihr ausbalanciertes
Feuerelement füttert dann das Erdelement, und Ihr Glück vermehrt sich.

木
火
土
金
水

Grübeleien oder fröhliche Gedanken im Erdelement

Ein unharmonisches Feuerelement kann das nachfolgende Erdelement nicht
ausreichend versorgen. Freudlosigkeit erzeugt Sorgen und Grübeleien. So entsteht die *Qi-Stagnation im Erdelement*. Das ist der *Yang-Zustand,* der neue Bewegung, Beruhigung und Kühlung braucht. Wenn er länger anhält, verwandelt
er sich in den *Yin-Zustand*. Durch die negativen, kreisenden Gedanken verein-
samt der Mensch. Die *Lebenssüße* geht ihm verloren. Eine natürlich süße, wärmende Mahlzeit aus dem Erdelement stärkt die Mitte, beglückt den Bauch und
beruhigt auch die Gedanken.

Das Erdelement ist also dem mentalen Teil menschlichen Seins zugeordnet.
Die Gedanken sind frei – viel zu oft machen sie daher, was sie wollen. Es liegt
an Ihnen, ob Sie klug Regie führen oder nicht. »Der Geist ist wie ein Affe«, heißt
ein indisches Sprichwort, »er springt und tobt, wie er will.« Gleichzeitig bergen
menschliche Gedanken eine sehr große Kraft. Inzwischen gibt es unzählige
Studien und Bücher, die sich mit den praktischen Anwendungen dieser Er-
kenntnis befassen. Wenn Sie glücklich leben wollen, brauchen Sie glückliche
Gedanken. *Balancieren Sie Ihr Erdelement aus* – und Sie entwickeln mehr und
mehr *Leichtigkeit im Denken*. Diese hilft Ihnen zudem, Ihr Metallelement zu
stärken. Das wiederum macht Sie bereit, sich vom Leben ununterbrochen verwandeln und heilen zu lassen.

Trauer oder achtsame Stille im Metallelement

Der *scharfe Geschmack* »tröstet die *trauernde Lunge*«. Dieser Satz bringt die Analogien des Metallelements knapp und deutlich auf den Punkt. Das sind die Zuordnungen zum Metall: der scharfe Geschmack, der Lungenfunktionskreis und die Trauer. *Abschied, Transformation und Neubeginn* sind die Themen des Metallelements. Wer in seiner Trauer verharrt und sich dem Neuen nicht öffnen mag, erzeugt und erfährt einen Energiestau im Metallelement. Das ist der *Yang-Zustand*.

Lässt sich die Stagnation nicht auflösen, geht auch dieser Zustand irgendwann ins Yin über. Im *Yin-Zustand* des Metallelements fühlt sich der Mensch stumpf. Er trauert nicht mehr aktiv. Seine Gefühle sind nach innen gekehrt. Er ist hoffnungslos. Manch einer klagt sogar über Gefühllosigkeit. Dennoch kann man seinen unglücklichen Zustand deutlich erkennen. Ein Seufzer verweist auf das zum Metallelement gehörende Organ, die Lunge. Die Atmung ist angespannt, das Loslassen fällt körperlich wie seelisch schwer. Meditation und achtsame Stille können einen Ausweg bieten.

Das Metallelement steht für *die spirituelle Seite des Menschen*. Wer mit seiner geistigen Ebene in Kontakt steht, findet Trost, Geborgenheit und Stärkung in allen Lebenslagen. Kinder Gottes werden die Menschen genannt. Das bedeutet, dass ein göttliches Erbe in jedem Menschen lebt. Im Metallelement lernen Sie dieses Erbe kennen und genießen. Der *harmonische Energiefluss im Metall transformiert* den Menschen in sein tieferes Sein hinein. Der Dichter Johann Wolfgang von Goethe wusste das: »Lieber Gott, lass mich sein, bis ich werde.«

Ein gut ausbalanciertes Metallelement füttert Ihr Wasserelement und schenkt Ihnen genug Vertrauen, um die Herausforderungen des Lebens zu wagen.

Angst oder Vertrauen im Wasserelement

Fehlt Ihnen der freie Energiefluss im Wasserelement, kann sich *Angst* ausbreiten. *Vertrauen* ist das Heilmittel der Angst. Starke Angst oder sogar *Panik* verweisen auf einen Energiestau im Wasserelement: auf das Wasser im *Yang-Zustand*. Schleichende Ängstlichkeit, Verunsicherung, mangelndes Selbstvertrauen zeigen den *Yin-Zustand* im Wasser an.

Besitzen Sie genug Urvertrauen, um das Leben zu wagen? Nur wer in seinen frühen Kindertagen genügend Geborgenheit erfahren hat, beantwortet diese Frage mit Ja. Dieser Mensch besitzt ausgewogene Energien im Wasserelement. Wer das Prinzip des Wassers verinnerlichen konnte, lebt von der Kraft der Zuversicht. Egal, welche Herausforderungen ihm begegnen – er erinnert sich an seine innere Stabilität und meistert sie.

Das *ausbalancierte Wasserelement* stärkt den Menschen. Es schenkt ihm den Impuls, sich auf die naturgemäßen Veränderungsprozesse einzulassen und im Holz neu geboren zu werden. So durchströmen die Kräfte des Lebens ununterbrochen den Zyklus der Fünf Elemente.

木
火
土
金
水

FÜNF ELEMENTE IN IHREN ORGANEN UND GEWEBEN

Bisher haben wir uns dem äußeren jahreszeitlichen und dem inneren seelischen Klima der Fünf Elemente gewidmet. Verdichtet sich der Energiestrom des Lebens, entstehen stofflich erfahrbare Formen. Wie es die moderne Physik beschreibt: Materie entsteht durch verdichtete Energie. Jedem der Fünf Elemente sind ein Organpaar und eine Gewebestruktur zugeordnet. Das Organpaar besteht aus einem Hohlorgan und einem Speicherorgan. Auch hier finden sich die Zuordnungen von Yin und Yang.

Hohlorgane gehören zum Yang und lassen sich leicht erkennen: Sie sind wie Gefäße, in denen etwas aufgefangen oder bewahrt wird. Die Gallenblase (Holz) bewahrt die Gallenflüssigkeit. Der Dünndarm (Feuer) nimmt den Nahrungsbrei auf, um ihn in verwertbare und auszuscheidende Anteile zu sortieren. Der Magen (Erde) sammelt die Speisen. Der Dickdarm (Metall) leitet Nährstoffe ins Blut und sorgt für die nötige Ausscheidung von nicht mehr Gebrauchtem. Die Harnblase (Wasser) schließlich fängt den auszuscheidenden Urin auf.

Speicherorgane gehören zum Yin und bestehen aus dichterem Gewebe. Zu ihnen gehören die Leber im Holz, das Herz im Feuer, Milz und Bauchspeicheldrüse (Pankreas) in der Erde, die Lunge im Metall und die Nieren im Wasser.

Über Ihre Nahrung und Ihre Gewohnheiten versorgen Sie Ihre Elemente mit Energie. Die Elemente versorgen danach Körperorgane und Gewebestrukturen.

Nehmen wir ein Beispiel aus dem Holzelement: Saure Lebensmittel versorgen die Leber und die Gallenblase, und diese füttern wiederum die Muskeln und Sehnen. Leiden Sie an Muskelverspannungen oder schmerzenden Sehnenansätzen, bedeutet das umgekehrt, dass ein Energiestau im Holzelement besteht. Den können Sie über Ihren täglichen Speiseplan und ein paar einfache Übungen meist rasch ausgleichen. Lassen Sie uns diese Zusammenhänge jetzt in den einzelnen Elementen betrachten.

Fütterungs- und Kontrollzyklus in den Organen und Geweben

Im **Fütterungszyklus** fließt die Lebenskraft Qi von einem Organ zum nächsten. Die Funktion von Leber und Gallenblase (Holz) sorgt für gereinigtes Blut. Dieses fließt über die Blutgefäße zum Herzen (Feuer). Eine gesunde Herzkraft sorgt für harmonische Funktionen im Verdauungstrakt (Erde); Magen, Milz und

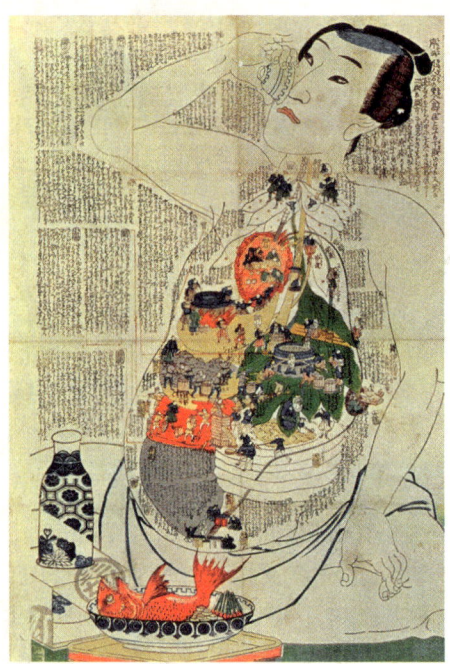

Was wir essen und trinken, wird nach dem Fünf-Elemente-Prinzip verstoffwechselt.

Bauchspeicheldrüse bringen die Nahrungsenergien in die Blutbahn. Die Atmung (Metall) sorgt für eine angemessene Verstoffwechselung, aus der neue Lebenskraft entspringt. Diese fließt über die Blutbahnen in die Nieren (Wasser) und stärkt dort das Basis-Qi. Das wiederum steht anschließend der Leber (Holz) für ihre Reinigungsarbeit zur Verfügung.

Der **Kontrollzyklus** sorgt dafür, dass sich keine zu großen Energiemengen in einem Organ aufstauen. Die Leber (Holz) kontrolliert über ihre Verdauungssäfte die Arbeit des Oberbauchs (Erde). Die Oberbauchorgane beeinflussen den Flüssigkeitshaushalt von Niere und Blase (Wasser). Die Nierenkraft wirkt sich direkt auf die Herzfunktion (Feuer) aus. Herz und Kreislauf steuern und kontrollieren die Atmung (Metall). Die Atmung wiederum beeinflusst die Funktion von Leber und Gallenblase (Holz). Alle Organe sind miteinander verbunden und teilen sich dieselbe Energie.

Leber, Gallenblase, Muskeln und Sehnen im Holzelement

Alle Beschwerden und Erkrankungen von Leber und Gallenblase werden dem Holzelement zugeordnet. Auch Irritationen der Muskeln und Sehnen gehören in diesen Bereich. Dabei kann der Zustand sowohl ein akuter als auch ein chronischer sein. Nach einer großen Wanderung leiden Sie vielleicht unter *Muskelkater*. Ihr Körper hat zu viele Milchsäuren im Gewebe eingelagert. Der Säurestau verursacht einen Qi-Stau. Ihre Leber hat Probleme, die Säuren rechtzeitig abzubauen. So gerät sie auch selbst in einen Qi-Stau – den *Leber-Qi-Stau*. Um ihn aufzulösen, brauchen Sie andere Säuren. Viele Schmerzmittel arbeiten nach diesem Prinzip. Oder Sie helfen sich auf natürliche Weise: Sie nehmen Nahrung zu sich, die das Holzelement erfrischt und den Qi-Stau auflöst.
Und wie kommt es zum chronischen Leber-Qi-Stau? Um ihn zu verstehen, erinnern Sie sich bitte an die emotionalen Aspekte des Holzelements. Ein Mensch hat seine kreativen Impulse ausgebremst und bleibt im gereizten Zustand unterdrückter Gefühle stecken. Er würde zu Ausbrüchen neigen, vermeidet diese aber aus sozialen Gründen. *Stress* entwickelt sich im Gewebe. Stress ist eine Ansammlung von Säuren. Der Mensch ist *sauer* geworden. Hier und da trinkt er Alkohol oder nimmt Tabletten, um sich zu beruhigen. Das verstärkt den Leber-Qi-Stau. Der Prozess chronifiziert sich so lange, bis der Leber-Qi-Stau auf kluge Art aufgelöst wird.

Herz, Dünndarm und Blutgefäße im Feuerelement

Herz und Blutgefäße hängen in ihren körperlichen Funktionen eng zusammen, das leuchtet ein. Was aber hat der Dünndarm im Feuerelement zu suchen? Der Dünndarm ist ein faszinierendes Organ. Immer öfter berichten Wissenschaftler in den letzten Jahren über seine außerordentlichen Funktionen. Er steht beispielsweise in enger Verbindung mit dem menschlichen »Bauchgehirn«. Vom Dünndarm laufen mehr Nervenverbindungen zum Kopfgehirn als umgekehrt.

木
火
土
金
木

Der Dünndarm und sein Nervensystem sind für die *intuitive Weisheit* zuständig. Mit dem Bauch nehmen Sie Informationen auf, die Sie anschließend im Kopf intellektuell verarbeiten.

»Mit dem Herzen lauschen oder sehen« ist also mehr als nur eine anschauliche Metapher. Saint-Exupérys »Kleiner Prinz« wusste es auch: »Man sieht nur mit dem Herzen gut. Das Wesentliche ist für die Augen unsichtbar.« Um mit dem Herzen lauschen und sehen zu können, brauchen Sie aus Sicht der TCM die Kraft Ihres Dünndarms.

Dem Feuerelement wird das *Shen* zugeordnet. Shen kann mit »Geist« übersetzt werden und sorgt für Ausgewogenheit der Gefühle, Klarheit des Denkens und Bewusstheit in der Lebensführung. Diese Kraft entspricht dem Anteil des Menschen am *Absoluten,* am *Göttlichen.* Mit dem Shen verbunden ist die *Inspiration,* die in ihrer reinsten Form eine Offenbarung bedeutet.

Ein *energetisches Ungleichgewicht* zeigt sich zunächst in der feinstofflichen Ebene des Menschseins. Pflegen Sie Ihre Intuition? Kommunizieren Sie mit dem göttlichen Funken in Ihnen? Geben Sie Ihrem Bauchgehirn mindestens ebenso viel Bedeutung wie Ihrem Kopfgehirn? Dann balancieren Sie Ihr Feuerelement aus und sorgen gut für Ihre Gesundheit. Aber auch der umgekehrte Gedankengang ist wichtig: Leiden Sie an einer Erkrankung des Herz-Kreislauf-Bereichs oder des Dünndarms? Dann sollten Sie mehr für Ihre göttliche Anbindung tun und Ihre innere Weisheit vermehrt achten. Es gibt verschiedene Wege, die Elemente ins energetische Gleichgewicht zu bringen. Wir zeigen Ihnen hier die wichtigsten. Einige Bitterstoffe auf Ihrem täglichen Speiseplan bringen Sie schon in die richtige Richtung.

Magen, Milz, Bauchspeicheldrüse und Bindegewebe im Erdelement

Im Erdelement kann man die Organ-Zuordnungen direkt nachvollziehen. Grübeleien und *Sorgen* schlagen vielen Menschen auf den *Magen.* Anspannung wird über die großen Nervenstränge von Sympathikus und Parasympathikus direkt auf die Organe des Oberbauchs übertragen. Da wird's Ihnen vielleicht übel vor Aufregung. Streit schlägt Ihnen auf den Magen. Menschliche *Gemeinschaften* und zwischenmenschliche *Begegnungen* werden *unverdaulich.* Das alles

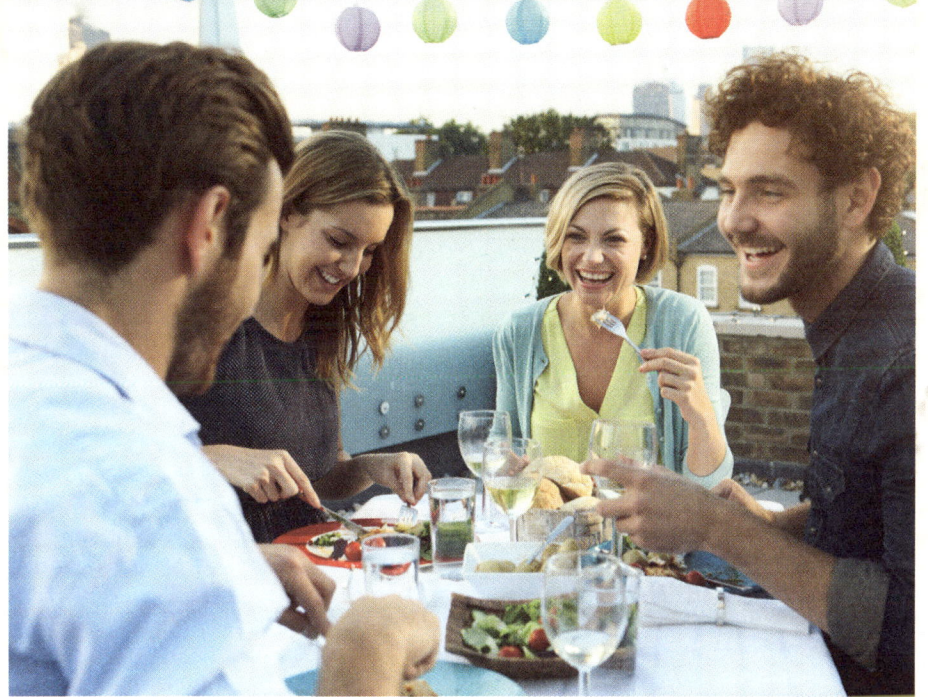

Wer in frohlicher Gemeinschaft das Leben und das Essen mit allen Sinnen genießt, sich verbunden und geborgen fühlt, stärkt sein Erdelement.

木
火
土
金
水

sind die Attribute des Erdelements und seiner Organe. Der »Bauch« zieht Sie mitten ins Geschehen, und Sie erkennen sich als eine Zelle im Körper der gesamten Menschheit.

Wenn es allerdings zu viel wurde, fehlt Ihnen die *Süße* des Lebens. Ihr Erdelement ist im Mangel. Vielleicht können Sie die angebotene Süße auch nicht verdauen? Dann ist Ihr Erdelement im Stau. Die Diagnose *Diabetes* steht oft am Ende eines solchen Geschehens, und das betroffene Organ *Bauchspeicheldrüse* verweist aufs Erdelement. Ist die Krankheit noch nicht zu weit fortgeschritten, lässt sie sich vielleicht durch eine kluge Ernährungsweise in Ordnung bringen. Besonders der Diabetes Typ II wird heute oft auf diese Art begleitet. Aber auch die Einbindung in größere Gemeinschaften ist heilsam. Der Arzt Dr. Arne Elsen (Seite 174) hat sich zusammen mit seinem Team in Norddeutschland einen guten Ruf durch seine innovative Diabetestherapie erworben. Gemeinsam mit vielen anderen betet er für seine Patienten, soweit sie dies wünschen. Eine liebevolle Gemeinschaft heilt und balanciert das Erdelement!

Das körperliche *Bindegewebe* verbindet alles mit allem. Kein Muskel wäre beweglich ohne seine Einbindung in ein feines, sehr kraftvolles Bindegewebsnetz.

Dieses Netz (Erde) verbindet den Muskel (Holz) über Sehnenansätze (Holz) mit dem Knochen (Wasser). So wie der Mensch als Bindeglied zu vielen anderen Menschen agiert, agiert das Erdelement in seinem Körper mit allen Ebenen seines Seins. »Weil alles mit allem verbunden ist«, sagte der Begründer der Psychoanalyse, Dr. Sigmund Freud, »brauchen wir uns nur einem Teil des Geschehens ganz zu widmen, um von dort aus das Ganze verstehen zu lernen.«

Inzwischen ist eine Zeit angebrochen, die den Menschen als Hologramm erkennt: Jede einzelne Körperzelle besitzt Zugänge zu allen seinen Informationen. Und über das Bindegewebe erreicht man jede dieser Zellen. Ist Ihr Erdelement im Gleichgewicht, können Sie von ihm aus alles regulieren. Damit werden die anderen Elemente natürlich nicht überflüssig. Denn die wichtigste Frage ist: Wie balancieren Sie Ihr Erdelement aus? Um das zu tun, brauchen Sie wieder alle anderen Elemente.

Lunge, Dickdarm, Haut und Schleimhaut im Metallelement

Was, glauben Sie, haben all diese Organe gemeinsam? Sie verbinden Sie mit der äußeren Welt, nehmen auf und scheiden aus. Über die Lunge und Ihre Atemluft stehen Sie mit allen anderen Menschen (zumindest) im selben Raum in Verbindung. Über den Darm regelt Ihr Körper die Nährstoffaufnahme und -ausscheidung. Auch Haut und Schleimhaut bilden eine Schnittstelle zwischen innerem und äußerem Lebensraum. In Ihrem Körper agiert ein kleines Universum, und das Metallelement verbindet Sie mit dem großen Universum.

Noch etwas haben die Organe und Gewebestrukturen des Metallelements gemeinsam. Auf der Haut, in den Atemwegen und im Darm befinden sich *unzählige Keimpopulationen*. Die Anzahl der Dickdarmkeime ist vermutlich weit größer als die Zahl der menschlichen Körperzellen (cirka 80 Milliarden). Diese sogenannten Symbionten (die mit dem Menschen in Symbiose leben) bilden einen »Staat im Staat« – wahrscheinlich sogar viele Staaten innerhalb einer Union. Wie im politischen Leben muss ihr Gleichgewicht immer fein austariert sein. Wird eine Keimpopulation übermächtig, leidet die Gesundheit des Menschen. Die Energie des Metallelements gerät aus der Ordnung.

Ein *ausbalanciertes Metallelement* dagegen erfüllt Sie mit der Essenz des Lebens selbst: mit dem stetigen Wandel in allen Ihren Seinsebenen.

Nieren, Harnblase, Knochen und Zähne im Wasserelement

Wenn Ihnen alles Mögliche »an die Nieren geht«, machen Sie sich vielleicht auch schnell mal »vor *Angst* in die Hosen«. Manchmal hilft das aber nicht: Sie beißen die Zähne zusammen und halten durch. Dabei kriecht Ihnen die *Kälte* in die Knochen, und Sie brauchen ein warmes Bad, um sich nachher wieder einigermaßen wohlzufühlen. Diese Zuordnungen des Wasserelements finden sich auch im europäischen Sprach- und Kulturschatz. Immer wieder zeigt die Kunst Hinweise auf dieses Wissen. Rembrandts »Ganymed« (1635) zum Beispiel ist dargestellt als urinierender, ängstlicher Junge. Er wird gerade entführt. Sicherlich ist er voller Angst.

Nieren und Harnblase regulieren den *Mineral- und Wasserhaushalt.* Zahlreiche andere Organ- und Gewebesysteme sind in diesen Prozess involviert: Drüsen, Herz und Blutgefäße, Lymphbahnen und Verdauungsorgane.

Nach chinesischer Lehre erhält der Mensch von den Vorfahren eine gewisse Portion Lebensenergie – das Erb- oder Basis-Qi, das in den Nieren gespeichert wird. Mit diesem gilt es hauszuhalten, denn es lässt sich nicht so einfach ersetzen. Kluge Lebensgewohnheiten und eine gut gewählte Nahrung behüten das Qi. Stress, körperlich-seelischer Raubbau, wertlose Nahrung reduzieren das Qi. Ist der Zyklus der Fünf Elemente gestört, gerät die Gesundheit in Gefahr. Daher entwickelte die asiatische Tradition viele Wege, um das Qi zu pflegen. Qigong – das Üben mit dem Qi – gehört zu den bekanntesten.

Wie könnte man die Vorstellung von der Lebensenergie in den Nieren verstehen? Zu den Nieren gehören auch die wesentlich kleineren *Nebennieren:* Hormondrüsen, die lebenserhaltende Funktionen wahrnehmen. Die Nebennierenrinde ist am Wasser-, Mineralstoff- und Zuckerhaushalt beteiligt, unter anderem durch die Produktion des Hormons Cortisol. Das Nebennierenmark gehört zum sympathischen Nervensystem und produziert Adrenalin und Noradrenalin. Diese Drüsen leisten einen entscheidenden Beitrag zum menschlichen *Überlebens- und Notfallprogramm* und damit zur Stressregulation.

Nur im gut *ausbalancierten Wasserelement* findet der Mensch *Vertrauen in seine Lebenskraft.* Gerät das Wasser jedoch aus dem Gleichgewicht, dann beginnt er, um seine Sicherheit zu fürchten, und fühlt sich in Notlagen oder Krisen der Situation nicht mehr gewachsen.

木
火
土
金
水

FÜNF ELEMENTE IN IHREN SINNEN UND WAHRNEHMUNGEN

Jedem Element ist neben einem Organ-Funktionskreis auch ein Sinnesorgan zugeordnet. Dieses Sinnesorgan »öffnet« den körperlich-seelischen Bereich des Elements und verbindet diesen Teil des Menschen mit seiner Umwelt. Das *Auge* öffnet das *Holzelement,* die *Zunge* (Sprache!) das *Feuerelement,* der *Mund* (die erste Verdauungsstation) das *Erdelement,* die *Nase* das *Metallelement* und das *Ohr* das *Wasserelement.* Am Zustand der Sinnesorgane lässt sich auch der Zustand des zugeordneten Elements erkennen. Häufige Augenerkrankungen verweisen zum Beispiel auf ein energetisches Ungleichgewicht im Holzelement, häufige Ohrenerkrankungen auf ein Ungleichgewicht im Wasserelement. In den folgenden Abschnitten berichten wir Ihnen mehr über diese Zusammenhänge.

Fütterungs- und Kontrollzyklus in den Sinnen und Wahrnehmungen

Wie kooperieren nun die Fünf Elemente im **Fütterungszyklus** der Sinnesorgane miteinander? Die Augen (Holz) melden ihre Wahrnehmung ans Gehirn und unterstützen die Verbindung zum Geist des Menschen (Feuer): Sehen sie leidvolle Inhalte, schwächen sie die Freude im Feuerelement; nehmen sie dagegen erfreuliche Informationen auf, stärken sie es. Im Feuerelement dienen Zunge und Sprache als Öffner: Über die Sprache findet der Mensch zu heilsamen Gedanken und zur menschlichen Gemeinschaft (Erde). Wer wenig kommuniziert, schwächt sein Erdelement; wer Verbindungen stiftet, harmonisiert diese Energie. Sie fließt weiter ins Metallelement, verbindet den Menschen mit der Außenwelt und unterstützt über die Atmung (Nase) Wandlung und Erneuerung. Der Hörsinn (Wasser) ist der erste, der beim werdenden Menschenbaby aktiv wird, im Wasserelement bereitet sich alles auf die Geburt vor. Wer fein lauscht, erfährt die Wunder des Lebens in ihrer tiefsten Schicht.
Im **Kontrollzyklus** steuern sich die Elemente gegenseitig. Das Sehen (Holz) steuert und kontrolliert die Gedanken (Erde): Was der Mensch sieht, wird als

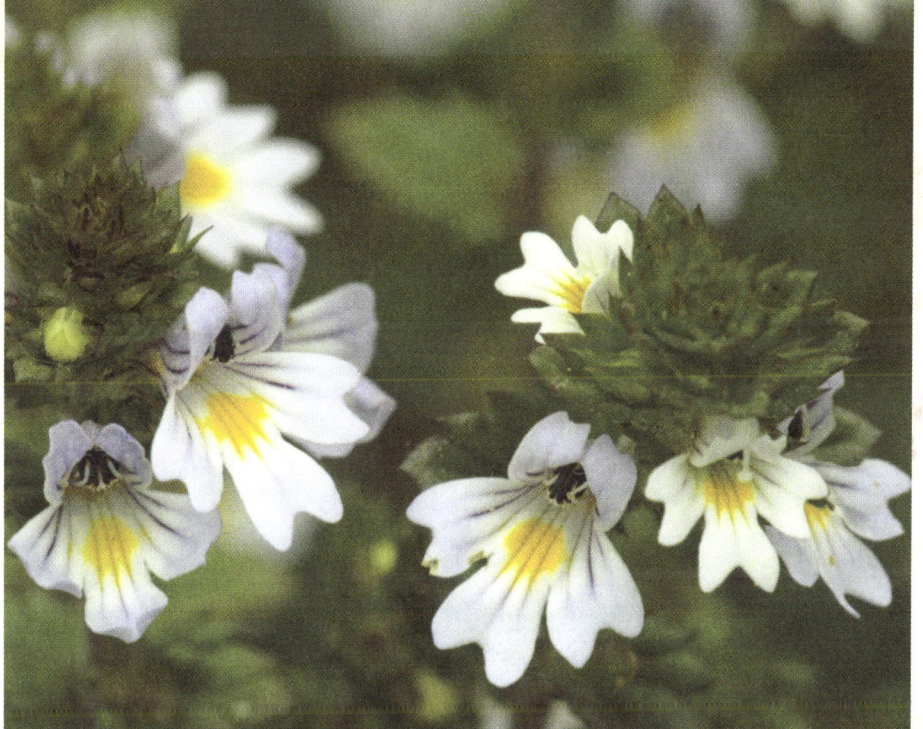

Die Augen sind blitzschnell, immer in Bewegung, auf Eindrücke fokussiert. All das gehört zum Holzelement – auch eine Bindehautentzündung: Dann hilft Euphrasia, der Augentrost.

Information gespeichert und in Visionen und Gedanken verwandelt. Ruhige Gedanken sind oft als »innere Stimme« zu hören (Wasser). Das Hören steuert die Sprache (Feuer). Sprechen (»gut zureden«) tröstet die Trauernden (Metall). Das Riechhirn (Metall) kontrolliert als ältestes Hirnareal die Verbindung zum Geist (Shen) im Feuerelement. Daraus entstehen komplexe Wahrnehmungsmuster, die die Qualität der einzelnen Elemente ins Bewusstsein bringen.

Scharf sehen im Holzelement

Was haben die Augen mit dem Frühling und der Leber zu tun? Aus westlich-medizinischer Sicht findet sich zunächst keine logische Antwort auf diese Frage. Die chinesische Tradition aber will ja nur analoge Zusammenhänge beschreiben. Sie ordnet einander zu, was gleichzeitig auftritt. Dabei berücksichtigt sie die dynamische Qualität eines Geschehens.
Alles was *heftig und plötzlich* auftaucht, gehört zum Holzelement. Im Holz findet sich die durchbrechende Kraft des *Frühlings*. Starke Zielgerichtetheit. Ein

klarer, unbeugsamer *Wille*. Rasche *Beweglichkeit*. Plötzliche Veränderungen. *Neugeburt*. Komplexe Reaktionen. Ich-Bezogenheit. Von allen Sinnesorganen bewegt sich das Auge am schnellsten. Es nimmt auch die größte Reizmenge auf. In einem einzigen Augen-Blick können Sie mehrere tausend Informationseinheiten wahrnehmen und abspeichern.

Dass Ihr Gehirn Ihnen nur einen geringen Teil davon zur Verfügung stellt, ist eine andere Geschichte. Die immense Informationsfülle muss im Sehapparat gefiltert werden, damit Sie handlungsfähig bleiben. Ohne diese Filter würden Sie rasch aufgrund der Reizüberflutung erkranken. Das entspräche dem *Qi-Stau* des Holzelements. In der Psychiatrie finden sich entsprechende Krankheits- und Diagnosebilder.

Typische körperlich ausgerichtete Krankheitsmuster des Holzelements erkennen Sie zum Beispiel beim Heuschnupfen: Plötzlicher Juckreiz in den Augen, Rötung, eine nicht zu bremsende Dynamik, Unruhe, Gereiztheit, Niesreiz und Tränenfluss (da kommen das Metall- und Wasserelement hinzu). So wie die Triebe im Frühling vehement durch die noch starre Wintererde brechen, bricht der Heuschnupfen über den Menschen herein. Das Holzelement ist in *Stagnation* und benötigt dringend ein wenig Kühlung und Ruhe. Diese Strategie ist erfolgreich, wie man an den Krankheitsverläufen beobachten kann.

Flüssig sprechen im Feuerelement

Möchten Sie sich die Sinnesqualität des Feuerelements genauer vorstellen? Dann versetzen Sie sich bitte im Geiste in eine Runde von Frauen beim Kaffeekränzchen (Kaffee = bitter = Feuer). Da wird lebhaft geplaudert. Die Wangen röten sich, *die Zunge löst sich,* der *Geist* ist inspiriert. Das *Herz* badet in *Freude,* und die Verdauung (Dünndarm) ist angeregt. Wer es zu bunt treibt, gerät in den *Yang-Zustand* des Feuerelements: Herzklopfen, Unruhe, Hitze und Geschwätzigkeit stellen sich ein.

Im *Yin-Zustand* des Feuers findet sich zu wenig freudvolle Energie. Der Mensch *verstummt* und zieht sich immer mehr in sich selbst zurück. Damit schwächt er auch das nachfolgende Erdelement. Wer wenig spricht, droht in den inneren Monolog zu verfallen. Das macht auf Dauer einsam und grüblerisch, und das Leben gerät aus der Balance.

Genussvoll schmecken im Erdelement

Die Zunge öffnet das Feuer. Der *Mund* öffnet die Erde. Die Öffner dieser beiden Elemente arbeiten eng zusammen. Schmecken, Nahrung aufnehmen, Nahrung zerkleinern und in den Verdauungsapparat weiterleiten – das sind die Aufgaben des Mundes. Die Speicheldrüsen fügen ihre Sekrete hinzu und sorgen für erste Verdauungsschritte. Wer nicht gut schmecken kann, befindet sich im *gestauten Erdelement.* Wer sich geschmacklos benimmt, erfährt dasselbe Dilemma im übertragenden Sinne. Der feine, lustvolle Geschmack entsteht durch einen harmonischen Energiefluss im Erdelement.

Über den *Geschmackssinn* erkundet das Baby seine Welt. Alles wird mit dem Mund betastet und untersucht. Schmeckt ihm diese Welt, kann es sich gut *erden.* Die *Gemeinschaft* seiner Familie schenkt ihm dabei die nötige Geborgenheit und Liebe. Später entwickelt es auf diesem Nährboden seine persönliche Identität. Dann gilt der Satz: »Über Geschmack lässt sich nicht streiten.«

Die fünf Qualitäten des Geschmackssinnes versorgen die ihnen zugeordneten Elemente: »Sauer macht lustig«. »Was bitter dem Mund, ist dem Herzen gesund.« Auch in westlichen Kulturen erkannten aufmerksame Zeitgenossen die Zusammenhänge zwischen Geschmack und Gesundheit und verewigten sie in Sprichwörtern und Redensarten. In China heißt es:

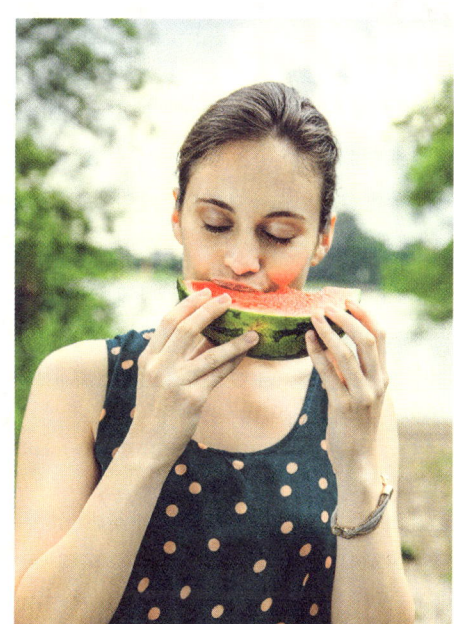

Die Süße des Lebens schmecken … Im Erdelement entfaltet sich der Genuss.

> *Sauer reist zur Leber,*
> *Bitter reist zum Herzen,*
> *Süß reist zur Milz,*
> *Scharf reist zur Lunge,*
> *Salzig reist zu den Nieren.*
> *Und dies bezeichnet man*
> *als die Fünf Eingangswege.*
>
> Su Wen, Kap. 23

木
火
土
金
水

Klar riechen im Metallelement

Der Geruchssinn gehört zum Metallelement. Aber nicht nur dieser. Alles, was Sie mit Ihrer *Nase* wittern und aufnehmen, öffnet die Kraft dieses Funktionskreises. Können Sie einen bestimmten Menschen »nicht mehr riechen«? Dann gilt es vielleicht, *Abschied* zu nehmen und sich neu zu orientieren. *Trauern* Sie nicht zu lange, denn Ihre Ent-Scheidung gibt Ihnen die Chance, Neues zu erfahren. Ihre Nase hilft Ihnen zu erkennen, was Ihnen guttut.

»Immer der Nase nach!« Ihre Nase öffnet die Qualitäten des Metalls und verbindet Sie mit Ihrer innersten, *spirituellen Weisheit*. Ihre Nase schützt Sie auch vor störenden Einflüssen. Der Riechnerv führt zum ältesten Hirnareal. Von hier aus steuert Ihr Körper sein Notfallprogramm, und die Nase warnt rechtzeitig, wenn es aktiviert werden muss.

Gut hören im Wasserelement

»Du hörst mir nie zu!« – »Das sehe ich anders!« Kennen Sie diesen Konflikt? Hier befinden sich zwei Menschen in unterschiedlichen Elementen. Jeder von ihnen bevorzugt seinen eigenen »Öffner«. Das *Hören* geschieht entlang der Zeitachse. Wer im Wasserelement zu Hause ist und den Gehörsinn bevorzugt, braucht mehr Zeit für Begegnung und Austausch mit anderen Menschen. Wer im Holzelement agiert, sieht »auf einen Blick«, worum es geht; da er sich sofort orientiert, braucht er nicht lange zuzuhören. Das wiederum verstört seinen Gefährten im Wasserelement. Der wünscht sich mehr Zeit und Aufmerksamkeit, um sich verstanden zu fühlen.

Bereits lange vor der Geburt ist der Gehörsinn des Babys aktiv. Noch ruht es im Frucht*wasser* im Bauch seiner Mutter, dennoch erlauscht es bereits die Töne dieser Welt. Neugeborene unterscheiden, ohne zu zögern, die Körpergeräusche ihrer Mutter von denen anderer Frauen. Herzschlag, Darmgeräusche, das ganze Orchester des mütterlichen Lebens ist ihnen vertraut. Sie beruhigen sich sofort, wenn sie den vertrauten Klang hören. Ihr *Urvertrauen* wächst, je öfter sie in den Armen ihrer Mutter *ruhen*. Nach und nach öffnen sie auch ihre Augen, um diese Welt genauer zu betrachten. Dann aktivieren sie die Kraft ihres Holzelements, und ein neuer Zyklus beginnt.

FÜNF ELEMENTE IN JEDER MAHLZEIT

Mit der Fünf-Elemente-Ernährung haben Sie eine wundervolle Chance, Ihr Qi in allen Elementen zu stärken und auszubalancieren. Essen möchten Sie sowieso jeden Tag. Mit den Qualitäten der Fünf Elemente wird Ihre Nahrung zur reinsten Kraftquelle. Einfacher geht es nicht. Versorgen Sie alle Elemente mit Energie – bei jeder Ihrer Mahlzeiten.

Die fünf Geschmacksrichtungen

Jedem Element ist eine Geschmacksqualität zugeordnet. *Sauer* im *Holz, bitter* im *Feuer, süß* in der *Erde, scharf* im *Metall* und *salzig* im *Wasser.* Untersuchen Sie doch einmal Ihre Vorräte und Gewürze daraufhin. Das lässt sich zu einem Spiel für die ganze Familie machen. Schaffen Sie fünf Plätze auf Ihrem Esstisch, die Sie den Fünf Elementen zuordnen. Dann holen Sie alles, was die Küche gerade bietet. Kosten Sie es und ordnen Sie es dem jeweiligen Element zu.

Je nach Jahreszeit und Zubereitung verändert sich der Geschmack eines Lebensmittels. Je *trockener* (je mehr Yang), desto stärker kommt der Geschmack zum Vorschein. Je *feuchter* (je mehr Yin), umso dezenter zeigt er sich. Verdünnen Sie einen Obstsaft mit Wasser und überzeugen Sie sich! Manch ein Lebensmittel schmeckt zum Herbst hin intensiver. Nachdem es die Sommerhitze durchlebt hat, trocknen die Herbstwinde es aus und stärken sein Yang. Aber auch Folgendes können Sie beobachten: Die ersten Erdbeeren des Frühlings (Holz) sind noch ziemlich sauer. Je weiter sie in den Sommer (Erde) kommen, umso süßer werden sie.

Schließlich verändert sich der Geschmack Ihrer Lebensmittel natürlich auch durch die Zubereitung. Damit sprechen wir noch gar nicht von der Zusammenstellung und Komposition Ihrer Speisen. Kosten Sie doch einfach mal ein Stückchen Zwiebel roh – und im gebratenen Zustand. Braten macht die Zwiebel süßlich, weil die scharfen ätherischen Öle ausdampfen. Dadurch »wandert« die Zwiebel vom Metallelement ins Erdelement. Die Kräfte Yin (kühl, feucht) und Yang (heiß, trocken) verändern den Geschmack und damit auch die Elemente-Zugehörigkeit Ihrer Lebensmittel.

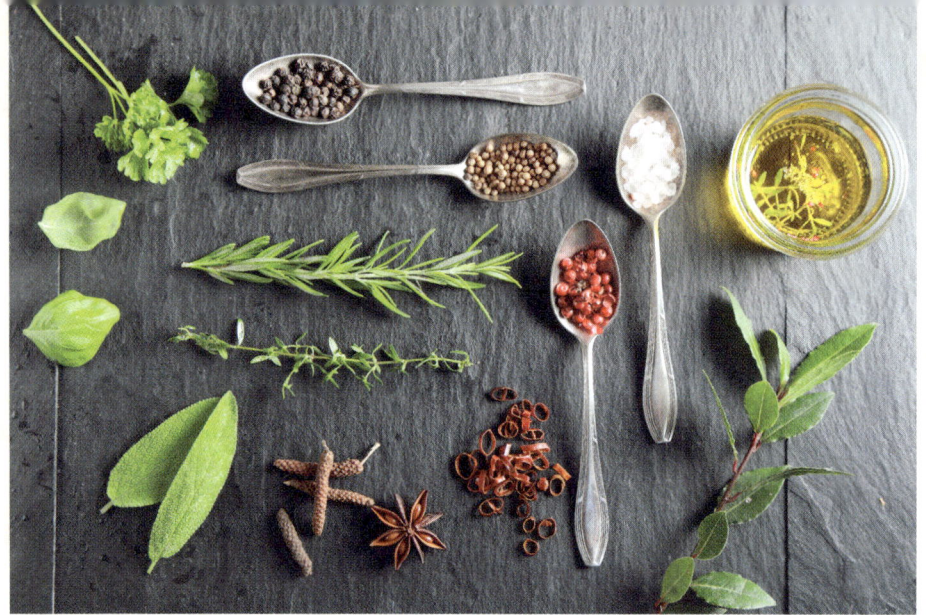

Kräuter und Gewürze sind die Joker in der Fünf-Elemente-Küche: Mit ihnen können Sie Geschmacksrichtungen ergänzen und Elemente »füttern« oder »kontrollieren«.

Fütterungs- und Kontrollzyklus in jeder Mahlzeit

Jedes Element füttert das nächste und kontrolliert das übernächste Element im Zyklus. Das wissen Sie bereits. Alle Lebensmittel lassen sich über ihren Geschmack einem Element zuordnen. Zudem erfahren Sie die wärmende (Yang-betonte) oder kühlende (Yin-betonte) Wirkung eines Lebensmittels in Ihrem Körper. Nahrung spendet Energie, und über die Energiestufe eines Lebensmittels lässt sich auch die Körperenergie beeinflussen. *Körperbereiche mit Energiemangel (im Yin-Zustand) brauchen wärmende Nahrung; Körperbereiche mit Energieüberschuss oder -stau (im Yang-Zustand) benötigen Erfrischung oder Kühlung.*

Gesunde Menschen essen von allem etwas. Kranken Menschen serviert man den für sie passenden Ausgleich für jedes Element.

Ihr *Holzelement* ist zum Beispiel *im Yang* (= gestaute Energie)? Dann brauchen Sie Yin (Kühlung), um seine Energie wieder in Fluss zu bringen. Täglich ein Glas Wasser mit frischem Zitronensaft hilft bestimmt.

Aber Sie könnten auch den Fütterungs- und Kontrollzyklus berücksichtigen. Holz füttert Feuer. Beruhigen Sie das Feuerelement mit kühlenden Lebensmitteln (wie ungezuckertem Eistee), kann es mehr Energie vom Holz aufnehmen. Holz wird durch Metall kontrolliert. Geben Sie mehr Schärfe ins Essen und stärken Sie so Ihr Metallelement. Daraufhin wird es das Holz vermehrt zügeln.

Zugegeben – diese Überlegungen gehören bereits zur »Hohen Schule« der Fünf-Elemente-Lehre. Falls sie Ihnen zu kompliziert erscheinen, haben wir im Folgenden einen einfachen Tipp für Sie.

Faustregel für alle Fälle

Die meisten Menschen zeigen *typische Muster der Dysbalance* in den Fünf Elementen. Nur sehr selten gibt es eine Ausnahme davon. Im Krankheitsfall finden Sie fast immer

- einen Energiestau (= Yang-Zustand) im Holzelement,
- neutrale oder leicht gestaute Energien im Feuerelement,
- einen Energiemangel (= Yin-Zustand) im Erdelement,
- neutrale oder leicht gestaute Energien (= leichtes Yang) im Metallelement,
- einen Energiemangel (Yin-Zustand) im Wasserelement.

Daher lautet die *Faustregel* für alle gesundheitlich belasteten Menschen:
- das Holz kühlen (neutrale und Yin-Nahrung aus dem Holzelement),
- das Feuer neutral und leicht gekühlt versorgen (neutrale und Yang-Nahrung aus dem Feuerelement),
- die Erde wärmen (neutrale und Yang Nahrung aus dem Erdelement),
- das Metall neutral und leicht gekühlt versorgen (neutrale und Yang-Nahrung aus dem Metallelement),
- das Wasser wärmen (neutrale und Yang-Nahrung aus dem Wasserelement).

Besondere Empfehlungen brauchen diejenigen Menschen, deren Yin und Yang nicht mehr zusammenarbeiten (Yin-Yang-Dissoziation). Sie finden spezielle Hinweise auf den Seiten 15 und 149–150.

Geschmackvoll gesund: Heilsame Nahrung, die köstlich schmeckt!

Das Fünf-Elemente-Modell bietet *diagnostische und therapeutische Hinweise* an. Taucht eine Krankheit zum Beispiel meistens im *Frühling* und vor allem bei *Wind* auf (wie *Heuschnupfen),* so ist das *Holzelement* des Betreffenden *gestaut* – ein Hinweis auf belastete Funktionen des *Leber-Galle-Systems.* Über die Nahrung findet er ein neues Gleichgewicht. Oft spürt er intuitiv, wie er die Dysbalance regulieren kann. Vielleicht liebt der vom Heuschnupfen geplagte Mensch *säuerliche Speisen* und ist *gereizt,* wenn er nicht genug davon bekommt. Möglicherweise versucht er, seine Leber mit einer guten Portion Alkohol zu entspannen. Am nächsten Morgen benötigt er dann wieder einen sauren Hering als Katerfrühstück, um einen Ausgleich zu schaffen.

Sind Ihre *Nieren schwach?* Dann regulieren Sie mit den entsprechenden Nahrungsmitteln Ihr *Wasserelement!* Fühlt sich Ihre *Gallenblase gestaut* an? Über beruhigende (kühlende) Speisen aus dem *Holzelement* bringen Sie sie innerhalb weniger Wochen ins Gleichgewicht.

Richtig eingesetzt, heilt die Nahrung Ihr energetisches Ungleichgewicht und stimuliert auf diese Weise Ihre Lebenskraft. Ihre Fünf-Elemente-Speise komponieren Sie über die Zuordnungen der Geschmacksqualitäten. Dabei dürfen Sie sich ganz frei entfalten. Denn: Geschmack ist subjektiv.

Da Geschmack eine sehr persönliche Sache ist, wird dasselbe Nahrungsmittel manchmal unterschiedlichen Elementen zugeordnet. Das Huhn zum Beispiel taucht bei einigen Autoren im Metallelement (scharf) auf. Andere ordnen es

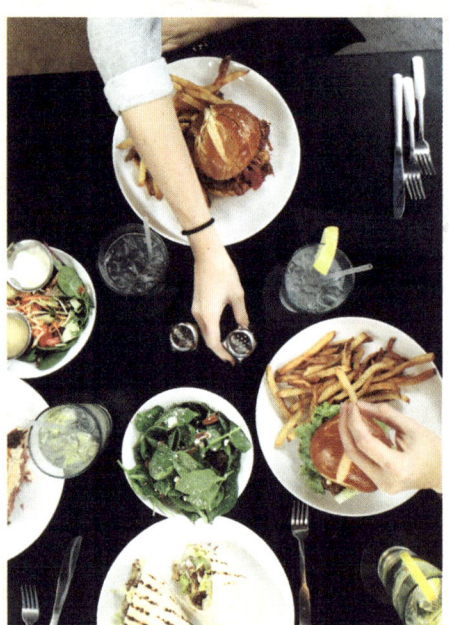

dem Holzelement (sauer) zu. Wieder andere sehen es im Erdelement (süß). Tiere und Pflanzen haben einen unterschiedlichen Geschmack, je nachdem, unter welchen Bedingungen sie gewachsen sind. Ein frei laufendes Huhn kann durch seinen Bewegungsspielraum Milchsäure im Muskel abbauen, eines aus der Hühnerbox bekommt durch den Bewegungsmangel einen Stoffwechselstau und wird tatsächlich sauer (= Holzelement).

Auch die Konstitution dessen, der die Nahrung zu sich nimmt, beeinflusst die Klassifizierung nach Geschmacksrichtungen. Energiemangel im Wasserelement weckt ein stärkeres Verlangen nach Salz. Eine durchschnittlich gesalzene Speise erscheint dann fade.

Wer die passenden Lebensmittel wählt, kann schnell für energetische Balance sorgen.

Menschen mit ausgeglichenem Wasserelement empfinden dieselbe Speise hingegen als angenehm. Deshalb sind Sie herzlich eingeladen, Ihre eigene Zunge zu befragen: Ihre persönliche Einschätzung zeigt Ihnen den Weg. Erinnern Sie sich dabei an die chinesische Fähigkeit, scheinbare Widersprüche ohne Rechthaberei auf sich beruhen zu lassen.

Mehrere Zuordnungen

Manche Lebensmittel weisen zwei oder drei Geschmacksqualitäten zugleich auf. Rucola (Ölrauke) beispielsweise enthält eine leicht säuerliche und eine bittere Komponente. Diese Lebensmittel können verschiedenen Elementen zugeordnet werden (in diesem Fall: Holz und Feuer). Wenn Sie im Zyklus (in der Reihenfolge des Elementekreises) kochen, ist das besonders interessant. Sie setzen das Lebensmittel ganz einfach dort ein, wo Sie gerade die nächste Zutat brauchen. Lebensmittel mit mehreren Geschmacksnoten eignen sich auch als »Brücke« zwischen zwei Elementen. So kann der Rucola zugegeben werden, wenn schon alle übrigen Zutaten des Holzelements (sauer) in den Topf gewandert sind und sich nun das Feuerelement (bitter) anschließen soll.

Ein Teller voller Energie: klug gewählt und liebevoll zubereitet

Die Fünf-Elemente-Küche versorgt jedes Element (= Organ) mit ausreichend Energie. Daraus entsteht ein optimales Zusammenspiel aller Kräfte von Körper, Seele und Geist. Jedes Element füttert das im Uhrzeigersinn folgende. Sie erinnern sich an den Fütterungszyklus. Die Reihenfolge der Elemente im Zyklus entspricht dem rhythmischen Ablauf lebendiger Prozesse. So wie die Jahreszeiten aufeinanderfolgen, so wie die menschlichen Entwicklungsstufen sich ablösen, so kreist die Qi-Energie nacheinander durch alle Elemente.

Kochen im Zyklus

Während des Kochvorgangs schließen Sie sich diesem immerwährenden Kreislauf an. Wie in einer sanften Meditation verbinden Sie sich mit dem ganzen Universum. In der Reihenfolge des Elementezyklus geben Sie ein Lebensmittel nach dem anderen in den Kochtopf: Das nennt man das »Kochen im Zyklus«. Am leichtesten merken Sie sich die richtige Reihenfolge am Geschmack:

Saures, Bitteres, Süßes, Pikantes/Scharfes und Salziges – so folgen die Elemente aufeinander. Holz, Feuer, Erde, Metall und Wasser.

Mit welchem Element Sie beginnen, wählen Sie entsprechend Ihrem Rezept. Wie viele Lebensmittel oder Gewürze Sie für ein Element einfügen, bestimmen Sie auch selbst. Eine kleine Prise Pfeffer kann zum Beispiel für einen Durchgang durchs Metallelement ausreichen. Beim Wasser dagegen geben Sie Wasser und eine große Portion Bohnen hinzu. Anschließend wieder einige wenige Tropfen Zitronensaft fürs Holz. Ein wenig Paprika fürs Feuer. Und dann Karotten und Kartoffeln fürs Erdelement. Und schon sind Sie einmal durch den Kreislauf der Elemente gewandert.

Je öfter Sie den Zyklus innerhalb eines Rezeptes durchlaufen, desto energievoller ist Ihre Speise. Das zuletzt versorgte Element entfaltet besondere Kraft. Deshalb beendet man die meisten Rezepte im Wasserelement. Wasserenergie stärkt das Erb-Qi. Von hier aus füllen Sie Ihr Leben mit neuer Kraft. Eine im Elementezyklus zubereitete Speise wirkt harmonisch, da sie alle für Ihren Gaumen wahrnehmbaren Geschmacksqualitäten (sauer, bitter, süß, scharf, salzig) enthält. Der Energiegehalt versorgt Ihren Körper optimal. Indem Sie Ihre Speise nach und nach mit allen fünf Elementen versorgen, wenden Sie sich jedem Organ liebevoll zu. Ihr Körper wird es Ihnen danken.

Harmonie als Lebensprinzip: Tag für Tag gesund und gut gelaunt

Sie selbst sind der wichtigste Mensch in Ihrem Leben. Daher verdienen Sie auch das Wertvollste und Beste, was Sie bekommen können. Ihre Nahrung sollte mindestens so wertvoll sein und auch so viel kosten dürfen wie Ihre sonstigen Konsumgüter. Ihr Auto bekommt ein teures Motoröl, und Sie selbst sparen am Speiseöl? Damit erweisen Sie dem Leben zu wenig Ehre. Seien Sie ein kritischer Verbraucher: Prüfen Sie Nahrungsmittel hinsichtlich Anbau und Zusammensetzung; vermeiden Sie *industriell entwertete Nahrung* und solche mit *künstlichen Zusätzen*. Verzichten Sie auf Industriezucker.

Nutzen Sie *Tiefkühlkost* nur notfalls, denn sie schwächt den Nierenfunktionskreis (Kälte schwächt das Wasserelement). Und verzichten Sie auf die *Mikrowelle:* Sie erzeugt eine Kernerwärmung, die in der Natur unbekannt ist; natürlicherweise erwärmen sich Lebensmittel von außen nach innen. Der umgekehrte Prozess entwertet die Nahrung und beliefert Ihren Körper mit unbekannter, nutzloser Information. Machen Sie sich und Ihren Lieben die Freude und unterstützen Sie Ihre Gesundheit mit frisch zubereiteten Mahlzeiten. Und besonders wichtig: *Genießen Sie Ihr Essen!*

Die Frage, ob Ihr Stoffwechsel eine Mahlzeit gut verarbeiten kann, hängt auch von der inneren Haltung ab, mit der Sie sie aufnehmen. Achtsamkeit, Ruhe, Entspannung, ausreichend Zeit, eine wohltuende Gemeinschaft, liebevoller Dank an Köchin oder Koch und an die Lebewesen (Pflanzen wie Tiere), die ihr Leben für Sie opfern – das sind die besten Bedingungen für Ihren Körper, um die Nahrung transformieren zu können.

Einige Tipps für den gesunden Genuss

- Setzen Sie sich zum Essen immer hin.
- Nehmen Sie sich Zeit für eine Minute der Besinnung und Vorfreude auf die Mahlzeit – vielleicht in Form eines Tischgebets oder Danks an den Kosmos.
- Schicken Sie beunruhigende Gedanken und Gefühle für die nächste halbe Stunde auf Reisen oder legen Sie sie für die Zeit der Mahlzeit in eine große Schachtel, die Sie im Geiste bereitstellen.
- Werden Sie sich der liebevollen Gefühle Ihren Tischgenossen gegenüber bewusst; Streit und Diskussionen stören die Nahrungsaufnahme.
- Kauen Sie gründlich und genießen Sie bewusst das Geschmackserlebnis.
- Trinken Sie sparsam zu den Mahlzeiten, denn viel Flüssigkeit schwächt das Magen-Qi bzw. »verwässert« die Magensäfte.
- Achten Sie auf Ihren Körper und lassen Sie sich von ihm sagen, welche Nahrungsmenge er gerade benötigt. Essen Sie nicht »über den Hunger«.
- Mehrere kleine Mahlzeiten über den Tag verteilt unterstützen das Verdauungssystem besser als drei große.
- Essen Sie schwer verdauliche Speisen nur morgens oder mittags.

Die Küche als Kosmos: Fünf Elemente in Ihrem Lieblingsessen

Auch wenn Ihre Gesundheit in einem bestimmten Element eine besonders Yin- oder Yang-betonte Nahrung erfordert, sollten Sie *bei jeder Mahlzeit alle fünf Elemente mit ausreichend Energie versorgen.*

Die Basis Ihres Speiseplans bilden die energieneutralen Lebensmittel aller fünf Elemente. Anschließend akzentuieren Sie das Energieniveau Ihres Essens mit wärmenden oder kühlenden Lebensmitteln für die besonders bedürftigen Organe (bzw. Elemente). Entsprechend Ihrer Yin-/Yang-Konstitution (machen Sie dazu bitte den Test auf Seite 13) können Sie durch Yinisieren und Yangisieren der Nahrung (Seite 23, 17) einen zusätzlichen Energieausgleich schaffen.

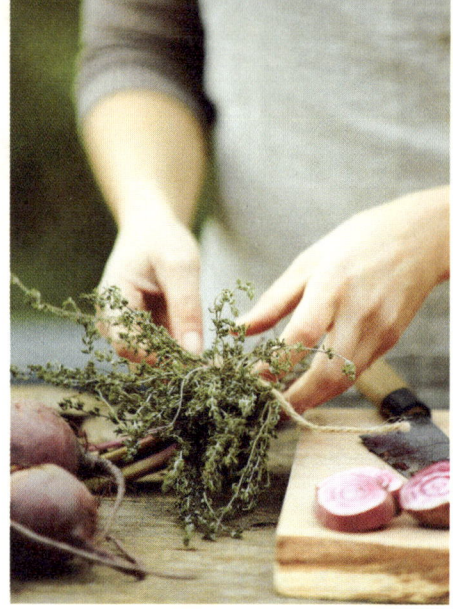

Frische Zutaten aus allen Elementen ausgewogen kombiniert und achtsam zubereitet: So sorgen Sie gut für sich und Ihre Lieben.

Balance plus 1 in jeder Speise

In jedem Menügang sollten die Fünf Elemente ausgewogen sein – und zusätzlich sollte er ein Element besonders versorgen. Das könnte so aussehen:

- Sie beginnen Ihre Mahlzeit mit einer Vorspeise aus dem Erdelement, um den größten Hunger zu stillen.
- Danach reichen Sie eine würzig-pikante Kleinigkeit, um mithilfe des Metallelements die Energie in Bewegung zu bringen.
- Eine nierenstärkende Speise aus dem Wasserelement könnte als Hauptgericht dienen.
- Anschließend bietet sich ein leicht säuerlicher Obstnachtisch aus dem Holzelement an, der die Leber unterstützt und die Verdauung in Bewegung setzt.
- Und zum Schluss servieren Sie eine Tasse Kaffee oder Tee, um mit dem Feuerelement die Herzen Ihrer Gäste zu erfreuen.

Nun sind alle rundum gut versorgt – egal, welche Konstitution oder Dysbalance jeder Einzelne mitgebracht haben mag.

Falls Sie sich in Ihrer Fünf-Elemente-Küche noch unsicher fühlen, können Sie auch verschiedene Speisen aus den einzelnen Elementen gleichzeitig anbieten und Ihre Gäste wählen lassen. Die meisten Menschen greifen intuitiv nach dem Richtigen und balancieren ihre Energie durch unterschiedliche Mengen der verschiedenen Lebensmittel aus.

KOCH-, GESUNDHEITS- UND KÜCHENTIPPS: JETZT BEGINNT IHR FÜNF-ELEMENTE-ABENTEUER

Wenn Sie uns bis hierher gefolgt sind, interessieren Sie sich nun wahrscheinlich besonders für zwei Aspekte:

- Welche Speisenauswahl fördert meine individuelle Gesundheit?
- Wie setze ich dieses Wissen praktisch in der Küche um?

Das zeigen wir Ihnen jetzt!

木
火
土
金
水

Welche Speisenauswahl fördert Ihre individuelle Gesundheit?

Die hohe Energie Ihrer Fünf-Elemente-Nahrung versteht der Körper als Botschaft. Mithilfe seines Selbstheilungssystems beginnt er, die Information der Nahrung umzusetzen und seine Organe energetisch auszubalancieren. Manchmal zeigt sich seine positive Antwort bereits nach wenigen Tagen. Oft bedarf es aber einiger Wochen der Geduld. Wenn ein *Ungleichgewicht* über lange Zeiträume entstanden ist, benötigt Ihr Körper Zeit, um sich neu zu ordnen. Nach und nach werden Sie sich dann vitaler und ausgeglichener fühlen.

Ab Seite 76 können Sie die aktuelle Energiesituation Ihrer Elemente mit einigen einfachen Tests erkennen. Und welche Speisen dann speziell für Sie geeignet sind, finden Sie auf den jeweils folgenden Seiten.

Mit der Fünf-Elemente-Ernährung lernen Sie Ihren Körper Schritt für Schritt besser kennen und verstehen. Wann sind Sie *im Gleichgewicht?*

Für das Gefühl der optimalen Balance gibt es eine ganz einfache Regel:

- Fühlen Sie sich fast immer energiegeladen und froh?
- Sind Sie meistens gesund, entspannt und glücklich?
- Stehen Sie mit sich und Ihren Mitmenschen in einem warmherzigen, offenen Austausch?

Dreimal Ja? Dann befinden sich Yin und Yang bei Ihnen im Gleichgewicht, Ihre Energie ist in Balance. Jedes Nein dagegen benötigt Ihre liebevolle Aufmerksamkeit in eigener Sache.

Beispiele zur Ersteinschätzung Ihres Bedarfs

- Jede Art von Schmerz deutet auf einen Energiestau hin.
- Kälte weist auf einen Energiemangel hin.
- Hitze bedeutet einen Energieüberschuss.
- Flüssigkeitseinlagerungen (zum Beispiel Beinödeme) sind ein Zeichen für den gestauten Qi-Fluss.
- Müdigkeit und Erschöpfung weisen auf allgemeinen Energiemangel hin.

Wie setzen Sie Ihr neues Wissen praktisch in der Küche um?

Das ist natürlich eine wichtige Frage. Falls Ihr Kopf schon schwirrt von den vielen Fünf-Elemente-Informationen, bringen Sie am besten jetzt gleich eine bunte Ordnung hinein:

Markieren Sie Ihre Lebensmittel und Gewürze!

Verzieren Sie jedes Glas und jeden Lebensmittelbehälter mit einem farbigen Klebepunkt entsprechend seiner Elementezuordnung:
- **grün** für *Holz* und den sauren Geschmack
- **rot** für *Feuer* und den bitteren Geschmack
- **ockergelb oder orange** für *Erde* und den süßen Geschmack
- **weiß oder silbern** für *Metall* und den scharfen Geschmack
- **schwarz oder blau** für *Wasser* und den salzigen Geschmack

Sie möchten Ihr Lieblingsrezept im Zyklus kochen?

- Legen Sie sich zunächst alle Zutaten zurecht. Sortieren Sie sie anhand ihres Geschmacks und der Klebepunkte in der Reihenfolge des Zyklus.
- Jetzt beginnt das fröhliche Kochen. Geben Sie einfach eine Zutat nach der anderen in den Topf. Achten Sie darauf, kein Element zu überspringen.
- Fehlt Ihnen hier und da etwas aus dem Elementekreis? Fügen Sie einfach eine Zutat des fehlenden Elements hinzu und verändern Sie Ihr Originalrezept. Mit kleinen Gewürz- oder Kräuterprisen gelingt das leicht.

Ihre Gäste werden die Veränderung ganz sicher bemerken. Heute bekommen Sie ein Extra-Lob. »Wie hast du das nur gemacht? Das schmeckt diesmal ganz besonders köstlich!« Kein Wunder: Indem Sie alle Elemente berücksichtigen, wird der Geschmack Ihrer Speise »rund«. Alle Geschmacksnoten finden sich darin wieder. Nichts dominiert zu sehr. Das ist die leckere Ausgewogenheit der Fünf Elemente!

Den Kreis mindestens einmal durchlaufen

Für jedes Element können Sie so viele verschiedene Zutaten in den Topf geben, wie Sie möchten. *Beginnen* Sie, wo immer Sie wollen. Jedes Element kann Ihr Starter sein. Sie können den Kochvorgang auch in jedem beliebigen Element des Zyklus *beenden*. Die Empfehlung lautet nur, den Kreis mindestens einmal zu durchlaufen. Das zuletzt versorgte Element (= Organ) spendet dem Körper laut traditioneller Lehre immer eine besondere Kraft.

Wollen Sie vielleicht Ihren Nieren (dem Wasserelement) etwas Gutes tun? Dann beenden Sie Ihren Kochvorgang mit einer Zutat aus dem Wasser; zum Beispiel mit einer Prise Salz.

木
火
土
金
水

Salz zum Schluss

Meist salzt man beim Kochen nach den Fünf Elementen erst zum Abschluss des Kochvorganges. Dies hat zwei Vorteile: Aus Sicht der TCM gehört das Salz zu den Nieren und dem Wasserelement. Weil die Nieren die Erbenergie Qi behüten, achtet man in der Nahrungszubereitung ganz besonders auf ihre Pflege. Außerdem trennt sich Salz während des Kochvorgangs in Natrium und Chlorid. Geschmacklich erscheint es danach nicht mehr salzig. Während des Kochvorgangs müssen Sie für das gleiche geschmackliche Ergebnis siebenmal so viel Salz hinzufügen wie nach dem Kochvorgang. Sie ersparen Ihren Nieren also einen Teil der Ausscheidungsarbeit, wenn Sie Ihr Essen erst zum Schluss salzen.

Zutat vergessen?

Sie sind fast fertig mit dem Kochen und haben eine Zutat vergessen? Dann lohnt es sich, den Zyklus noch einmal komplett zu durchlaufen. Jede Runde durch den Elementezyklus steigert die Gesamtenergie der Speise. Sie werden es spüren! Die Energie der Mahlzeit schenkt Ihnen ein frisches, behagliches Gefühl. Die Rezepte im folgenden Kapitel sind natürlich bereits im Elementezyklus aufgebaut. Machen Sie sich's leicht und beginnen Sie sofort mit einer Kochreise durch den Zyklus der Fünf Elemente!

FÜNF ELEMENTE
IN DER PRAXIS

*Jedes der folgenden Kapitel widmet sich einem der
Fünf Elemente: Holz, Feuer, Erde, Metall und Wasser.
Zu jedem Element finden Sie drei köstliche
Rezepte, außerdem nützliche Hinweise fürs tägliche
Leben sowie eine Auflistung typischer
Erkrankungen bei Disharmonien.*

DAS HOLZELEMENT

Wenn der *Frühling* kommt und die Pflanzen durch die Erde brechen, erleben Sie die Kraft des Holzelements: *jung, dynamisch, aufbrausend, durchsetzungsfähig.* Ist sein Holzelement im Ungleichgewicht, wird der Mensch zum »schwierigen Zeitgenossen«. Sein *aufsteigendes Leber-Qi* ist eine Herausforderung für alle. Er explodiert leicht, ist *ungeduldig, reizbar, verärgert,* fühlt sich rasch beleidigt oder verfolgt. Das ist nicht nur für andere schwierig, dieser Mensch leidet auch selbst an seinen gestauten Energien. Wie gern würde er sich öfter mal entspannen und in schwierigen Situationen gelassen bleiben! Unterdrückt er aber seine heftigen Unruhezustände, entwickelt sich eine Depression. Das Holzelement braucht Abkühlung (Entlastung des Leber-Qi-Staus), damit die Energie wieder frei fließt. Der Mensch braucht Ent-Spannung. Die Essenz des Holzelements finden Sie in diesem Gedicht:

Der Panther

Sein Blick ist vom Vorübergehn der Stäbe
so müd geworden, dass er nichts mehr hält.
Ihm ist, als ob es tausend Stäbe gäbe
und hinter tausend Stäben keine Welt.

Der weiche Gang geschmeidig starker Schritte,
der sich im allerkleinsten Kreise dreht,
ist wie ein Tanz von Kraft um eine Mitte,
in der betäubt ein großer Wille steht.

Nur manchmal schiebt der Vorhang der Pupille
sich lautlos auf. Dann geht ein Bild hinein,
geht durch der Glieder angespannte Stille –
und hört im Herzen auf zu sein.

Rainer Maria Rilke (1875–1926)

木
火
土
金
水

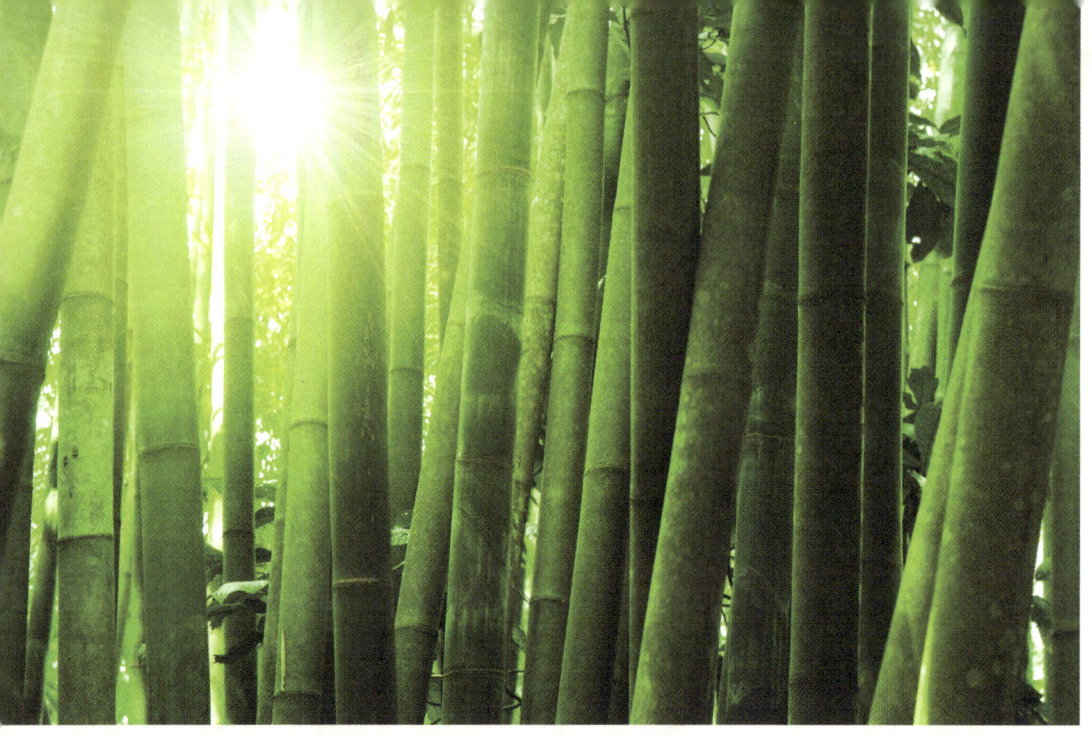

Lebendiges Grün und kraftvolles Wachstum, Durchsetzungsvermögen und Dynamik sind Attribute des Holzelements. Der Bambus ist ein klassischer Vertreter dieser Qualitäten.

Harmonische Gefühle im Holzelement

Viele Menschen leiden heute an einem blockierten Holzelement. Erziehung und jahrelanges Training haben dazu geführt, dass sie ihre Gefühle herunterschlucken oder gar nicht erst bemerken. Eines Tages kommt dann diese gesammelte, unterdrückte Gefühlsladung zum Ausbruch. Alle wundern sich, dass ein sonst ruhiger, netter Mensch plötzlich ausrastet. Ihm ist »eine Laus über die Leber gelaufen«. Sein Leber-Qi-Stau hat sich explosionsartig entladen.

Um Ihr Holzelement kontinuierlich zu entspannen und Stauungen mit plötzlichen Ausbrüchen zu vermeiden, benötigen Sie regelmäßig erfrischende Nahrung mit säuerlichen Geschmacksnoten. Auch eine Reihe einfacher Verhaltenstipps hilft Ihnen weiter.

Nach der Fünf-Elemente-Philosophie muss die Leber alle Gefühle verarbeiten. Wütende und ungeduldige Gefühle gehören zu ihrer Hauptarbeit. Aber auch große Verzweiflung, Kummer, Schock und Drama irritieren das Holzelement. Lebensphasen des Umbruchs bringen die Leber unter großen Stress. Starke Gefühlsschwankungen müssen verarbeitet werden. Kleine Trotzkinder, pubertierende Jugendliche, Erwachsene in der Lebensmitte durchleben die heftig wechselnden Emotionen, den heftigen Zorn, die plötzliche Verzweiflung eines unharmonischen Holzelements. Wenn sie nach solchen Umbruchzeiten wieder ihr inneres Gleichgewicht finden, dann sorgt die Leber im Gegenzug für ein gutes Durchsetzungsvermögen, für die Fähigkeit, Grenzen zu setzen, und die Freude an intensiven Gefühlen.

Gesunde Organe im Holzelement

Nach chinesischer Tradition ist das Holzelement dem *Funktionskreis von Leber und Gallenblase* zugeordnet. Die Leber meistert große Aufgaben: Sie verarbeitet nicht nur die tägliche Nahrung, sondern auch alle Gefühle. Eine belastete Leber macht unruhig, jähzornig oder depressiv. Ungeduldige Naturen, deren Ärger rasch hochkocht, leiden am Energiestau im Holzelement. Die Schlange an der Kaufhauskasse, der unaufmerksame Verkehrsteilnehmer, Wartezeiten an Bahn- und Flughäfen, ein Fehler des Servicepersonals im Hotel – alles wird den Betroffenen zum *Ärgernis*. Der Kopf läuft rot an, der *Blutdruck steigt* in bedenkliche Höhen, und je nach Temperamentslage wird der Mensch laut und *aggressiv* oder er schluckt seinen Ärger hinunter.

Für eine gesunde Leber brauchen Sie ein gut ausbalanciertes Holzelement. Für Ihre Gallenblase gilt dasselbe. Haben Sie *Gallensteine? Gallenkoliken? Leber-Stoffwechselstörungen?* Alle diese Organleiden geben Hinweise auf ein nicht genügend ausbalanciertes Holzelement. Helfen Sie Ihrer Leber, indem Sie lernen, sich tief zu entspannen. Anspannungen entstehen in der heutigen Welt ganz von selbst. Ihre Aufgabe ist es, für den harmonischen Ausgleich von Yin (Entspannung) und Yang (Anspannung) in Ihrem Leben zu sorgen.

Typische Symptome und Erkrankungen im Holzelement

Dies sind Anzeichen für unharmonische Energien im Holzelement:

- Alles, was heftig, plötzlich und sehr dynamisch einsetzt: zum Beispiel ein rascher Fieberanstieg, der heftige Ausbruch einer Nesselsucht, der plötzliche extreme Juckreiz einer Hauterkrankung, die explosionsartigen Niesattacken des Heuschnupfens.

木
火
土
金
木

- Alles, was raschem Wechsel unterliegt: Stimmungsschwankungen à la »himmelhoch jauchzend – zu Tode betrübt«, der Wechsel von depressiven und manischen Zuständen, das plötzliche Einsetzen und ebenso plötzliche Verschwinden von Krankheitssymptomen.
- Alles, was mit hormonellen Prozessen in Zusammenhang steht: Beschwerden der Pubertät, der Schwangerschaft, des weiblichen Monatszyklus, des Klimateriums; das prämenstruelle Syndrom (PMS).
- Alle heftigen Schmerzzustände mit bohrender, klopfender, stechender oder brennender Qualität; bei Kopfschmerzen besonders der einseitige Schmerz.
- Alle Schmerzzustände von Muskeln und Sehnen: muskuläre Verspannungen, »schwache« Sehnen, Muskelkater, Muskelschmerzen.
- Alle Augenerkrankungen, die heftig und plötzlich auftreten: Bindehaut-, Regenbogenhaut-, Hornhautentzündung; juckende Augen bei Heuschnupfen.
- Alle Erkrankungen, die von Wind verursacht sind: Zugluftempfindlichkeit, Beschwerden bei Sturm oder plötzlichem Wetterwechsel, Muskelverspannungen nach Zugluft im Auto.
- Alle Erkrankungen, die regelmäßig im Frühjahr auftreten: Heuschnupfen, Kopfschmerz bei Frühjahrsstürmen und Föhn.
- Alle Erkrankungen der Leber und der Gallenblase: Gallenkoliken mit heftigen, plötzlichen Schmerzen, Leberstoffwechselstörungen (funktionell/organisch), Leberentzündungen.
- Extreme Vorliebe für oder Abneigung gegen Saures.
- Ein zornig-reizbares Gemüt.

Praktische Tipps für Ihre Balance im Holzelement

In Ihrem Holzelement bewegen sich sehr dynamische Kräfte – Ihre Lebendigkeit und Kreativität wird daraus gespeist. Damit sie immer im harmonischen Fluss bleiben, achten Sie auf Folgendes:

Erlösen Sie Ihre Wut!

Die dynamische Kraft des Holzelements benötigt den freien Energiefluss ganz besonders. Viele Menschen halten ihre aggressiven Gefühle aus Angst vor Auseinandersetzungen zurück. Damit die Holzenergie harmonisch fließen kann,

TEST: IST IHR HOLZELEMENT IM GLEICHGEWICHT?

Mit dem folgenden Test finden Sie heraus, ob Ihr Holzelement im Gleichgewicht oder die Energie gestaut bzw. blockiert ist. Halten Sie sich entsprechend Ihrem Testergebnis **zwei bis drei Wochen lang** an die Empfehlungen in der Auswertung (unten) und wiederholen Sie dann den Test. Zählen Sie bitte, wie viele der folgenden Aussagen auf Sie zutreffen. Für jedes Ja erhalten Sie 1 Punkt.

___ Ich bin schnell aufbrausend und jähzornig.

___ Häufig fühle ich mich so gereizt, dass ich am liebsten fortlaufen würde.

___ Meine Stimmungen wechseln sehr plötzlich (»himmelhoch jauchzend – zu Tode betrübt«).

___ Wenn ich krank werde, geschieht das ganz plötzlich. Ebenso schnell bin ich aber auch wieder gesund.

___ Mir ist oft zu heiß, und ich leide unter Hitze.

___ Ich schwitze viel; mein Körper fühlt sich dabei heiß an.

___ Körperliche Hitze und Kälte wechseln bei mir ab.

___ Um mich wohlzufühlen, brauche ich unbedingt Bewegung.

___ Ich leide unter trockener, juckender Haut und Schleimhaut.

___ Ich liebe Saures und Säuerliches.

___ Gelegentlich leide ich unter heftigen, pulsierenden Kopfschmerzen.

___ Wenn ich mich ärgere, muss ich das durch körperliche Beschwerden büßen.

Auswertung

Kein Punkt: Herzlichen Glückwunsch! Ihr Holzelement ist in guter Balance.

1–6 Punkte: Die Energie Ihres Holzelements ist phasenweise angespannt oder blockiert. Einmal am Tag sollten Sie Ihre Leber mit kühlen Lebensmitteln aus dem Holzelement versorgen. Nutzen Sie auch die zusätzlichen Tipps und Hilfestellungen in diesem Kapitel.

7–12 Punkte: Die Energie Ihres Holzelements ist häufig angespannt oder blockiert. Versorgen Sie sich bei jeder Mahlzeit mit kalten und kühlenden Lebensmitteln aus dem Holzelement. Nehmen Sie warme und heiße Lebensmittel des Holzelements nur ausnahmsweise zu sich.

木
火
土
金
水

müssen diese Gefühle aber auf ungefährliche Art ausgelebt werden. Deshalb finden Sie hier einige Tipps, wie Sie Ihre Wut in Kreativität und Bewegung verwandeln können.

Energieball: Stellen Sie sich Ihre Wut als feurigen Energieball vor, den Sie mit aller Kraft aufblasen. Nehmen Sie diesen Ball nun vor Ihrem geistigen Auge zwischen die Hände und pressen Sie ihn fest zusammen. Pressen Sie ihn zu einer sehr kleinen, kompakten Kugel zusammen. Dann schleudern Sie diese in Ihrer Vorstellung mit aller Kraft von sich.

Feuriger Brief: Nehmen Sie Papier und Bleistift und schreiben Sie einen wirklich wütenden Brief. Einen Brief, den Sie nie absenden werden. Ganz privat für sich dürfen Sie alles sagen, was Sie ärgert und beschäftigt: das ignorante Verhalten Ihres Chefs; der Stress mit Ihren Kindern; Streit mit dem Partner usw. Sie dürfen sich auch alle Kraftausdrücke erlauben, die Sie aus Höflichkeit normalerweise für sich behalten. Wenn Sie schließlich alles aufgeschrieben haben, nehmen Sie den Brief und übergeben ihn dem Feuer. Feuer reinigt und transformiert. Während Ihr wütender Brief von den Flammen verzehrt wird, erkennen Sie, wie Ihr Holzelement das Feuerelement mit seiner Energie füttert. Ihre Wut verwandelt sich dabei in Freude.

Kissenschlacht: Lassen Sie Ihre Wut an einem Kissen aus. Werfen Sie es kraftvoll an die Wand und erlösen Sie dabei den Qi-Stau in Ihren Muskeln. Drehen, schütteln, schlagen und quetschen Sie es, bis Sie spüren, dass sich wieder Entspannung und Heiterkeit in Ihnen ausbreitet.

Kommen Sie in Bewegung!

Die Bewegung gehört zum Holzelement. Welche körperlichen Aktivitäten haben Ihnen früher Freude bereitet? Welche erholsamen Hobbys haben Sie in den letzten Jahren vernachlässigt? Vielleicht melden Sie sich wieder einmal zu einem Tanzkurs an? Oder Sie gehen regelmäßig schwimmen und wandern? Spüren Sie in sich hinein: Was würde Ihnen Freude machen? Tun Sie es! Mit einem altmodischen Spaziergang in freier Natur pflegen Sie gleich mehrere Entsprechungen des Holzelements: Augen, Muskeln, Sehnen, Gelenke, Körper und Seele erholen sich und finden ins harmonische Gleichgewicht.

Selbstpflege-Termine müssen meist genauso sorgfältig geplant und eingehalten werden wie alles andere. Ein oder zwei verbindliche Termine zur Bewegungsfreude sollten Sie wöchentlich in Ihren Terminkalender aufnehmen. Ihre Muskeln (Entsprechung des Holzelements) werden es Ihnen danken.

Passive Bewegung

Neben der aktiven Bewegung balancieren auch passive Bewegungen des Muskel-, Sehnen- und Gelenkapparates die Holzenergie. Eine Entspannungsmassage, eine Druckpunktmassage (Shiatsu), Fußreflexzonen-Behandlungen, Feldenkrais, Yoga, Alexander-Technik – die Möglichkeiten einer hilfreichen Therapie sind heute so zahlreich, dass Sie ganz einfach nach Ihren Vorlieben wählen können. Falls Ihnen die muskuläre Entspannung schwerfällt, hilft Ihnen vielleicht eine Atemtherapie. Biofeedback-Methoden, die Progressive Muskelrelaxation nach Jacobson, das Autogene Training, Meditation oder Akupunktur bieten Ihnen weitere Möglichkeiten, sich zu entspannen.

Augenpflege und Augenentspannung

Die Augen gehören zum Holzelement. Sie sind heutzutage einer enormen Reizüberflutung ausgesetzt und verdienen besonders liebevolle Pflege.

Licht: Wichtig ist die richtige Beleuchtung bei der Arbeit. Nützlich sind Schutzbrillen gegen die Bildschirmbelastung sowie Schutz vor zu intensiver Sonnenbestrahlung.

Befeuchtung durch reizlindernde Augentropfen (zum Beispiel Augentrost in homöopathischer Aufbereitung) hilft und ab und zu eine beruhigende Augenkompresse mit Aloe-vera-Frischsaft (bitte auf biologischen Anbau achten!) oder heilsamen Kräuterauszügen (Kamille, Augentrost).

Augenübungen: Setzen Sie sich ins Grüne (Farbe des Holzelements) und lassen Sie den Blick ganz bewusst umherschweifen. Eine harmonische Abwechslung von Nah- und Ferneinstellung trainiert die Augenmuskeln und entspannt sie gleichzeitig. Speziell durch die Konzentration auf einen Punkt in der Ferne entspannen sich auch die Gesichtsmuskeln der Augenpartie.

Falls Sie viel am Bildschirm arbeiten, sind diese Hinweise besonders wichtig. Vielleicht bringen Sie an der Wand gegenüber Ihrem Arbeitsplatz ein beruhigendes Landschaftsbild an, das Sie ab und zu betrachten, um Ihren Augen ein wenig Erholung zu gönnen. Ein sehr gutes Augentraining ist auch die Betrachtung von 3-D-Bildern.

木
火
土
金
水

Die Leber unterstützen

Leber und Gallenblase müssen viel leisten, um ausreichend Verdauungssäfte zu produzieren. Mit einem gut gewählten Speiseplan können Sie sie dabei unterstützen. Im Frühjahr wächst auf allen Wiesen *die* Heilpflanze fürs Leber-Galle-System: der Löwenzahn. Löwenzahnsalat, frisch gepresster Saft oder die homöopathische Urtinktur des Löwenzahns (Taraxacum) helfen der Leber, ihre Arbeit zu verrichten. Besonders im Frühling sollten Sie Ihr Holzelement pflegen. Auch in Zeiten des Umbruchs und Neubeginns brauchen Sie ein entspanntes Holzelement. Wind und Sturm – im tatsächlichen wie im übertragenen Sinne (»stürmische Zeiten«) – fördern und fordern die Leber gleichermaßen.

Innen und außen sehen: eine Visualisierungsübung für die Leber

Sie können Ihren Leber-Funktionskreis auch mit der Kraft Ihrer Vorstellung unterstützen. Sprechen Sie sich den Text der folgenden Übung auf einen Tonträger oder lassen Sie ihn sich von einem vertrauten Menschen vorlesen. Dafür brauchen Sie etwa fünf Minuten.

▸ Setzen Sie sich bequem auf einen Stuhl oder Sessel, so wie es für Sie angenehm ist. Stellen Sie sich vor, dass Ihre Leber entspannt arbeitet.

▸ Richten Sie Ihre Aufmerksamkeit auf den Bereich unterhalb des rechten Rippenbogens und stellen Sie sich vor, wie ein mildes, türkisfarbenes Licht Ihre Leber einhüllt. Ganz langsam durchdringt dieses Licht alle Leberzellen und erfrischt sie mit neuer Energie. Die Leber entspannt und regeneriert sich.

▸ Erlauben Sie diesem türkisfarbenen Licht nun, sich in den ganzen Bauchraum auszudehnen ...

▸ Strecken Sie die Arme hoch über den Kopf, atmen Sie tief ein und aus, und stellen Sie sich beim Ausatmen vor, dass alle noch verbliebene Anspannung mit dem Ausatmen aus Ihnen hinausfließt.

▸ Nehmen Sie abschließend Ihre Füße in die Hände und massieren Sie den Bereich zwischen erster und zweiter Zehe sanft kreisförmig im Uhrzeigersinn.

Jin Shin Jyutsu

Den Mittelfinger halten: Durch diese kleine Übung beruhigen und balancieren Sie Ihren Leber-Qi-Stau aus. Umschließen Sie abwechselnd den linken und rechten Mittelfinger sanft mit der anderen Hand. Gewöhnen Sie sich diese Geste an: statt »Mittelfinger hoch« Mittelfinger halten. Nach wenigen Augenblicken können Sie wieder ruhig durchatmen, und Ihre Gereiztheit verraucht.

Hände auf den Bauch: Im Sitzen oder Liegen balancieren Sie Ihr Holzelement, indem Sie die Hände leicht an den vorderen unteren Rippenbogen legen. Ist Ihr Holzelement chronisch belastet, gönnen Sie sich doch morgens und abends im Bett 15 Minuten mit dieser Handhaltung. Ruhe und Entspannung breiten sich aus. Genießen Sie es!

Weitere Hilfestellungen finden Sie in unserem Buch »Mehr Energie mit Jin Shin Jyutsu« aus dem Südwest Verlag.

Wohltuende Nahrung fürs Holzelement

Durch säuerliche Speisen und Getränke (zum Beispiel kühler Zitronensaft mit Wasser verdünnt) sowie durch kühlende Lebensmittel aus dem Holzelement lässt sich der Leber-Qi-Stau auflösen. Die Leber entspannt sich, der Mensch kann aufatmen, seine Muskeln werden locker, und das Leben macht wieder Freude, weil das Feuerelement vom freien Fluss der Holzenergie profitiert (Holz »füttert« das Feuer; Feuer entspricht der Emotion Freude). Der Magen entspannt sich, weil er nicht mehr den Angriffen der Leber ausgesetzt ist (Holz kontrolliert Erde, ein übermächtiges Holzelement greift die Erde an).

木火土金水

LEBENSMITTEL DES HOLZELEMENTS

Kalt/kühl – Yin-betont	Neutral	Warm/heiß – Yang-betont
Grüne Bohnen	Grünkern	Essig
Blattsalate	Weintrauben	Lauch
Apfel	Rinderleber	Schweineleber
Tomaten	Petersilie	Kirschen
Spinat	Zwetschgen	Sesam
Ananas	Süßkartoffeln	Haselnüsse
Joghurt	Mandarinen	Langusten

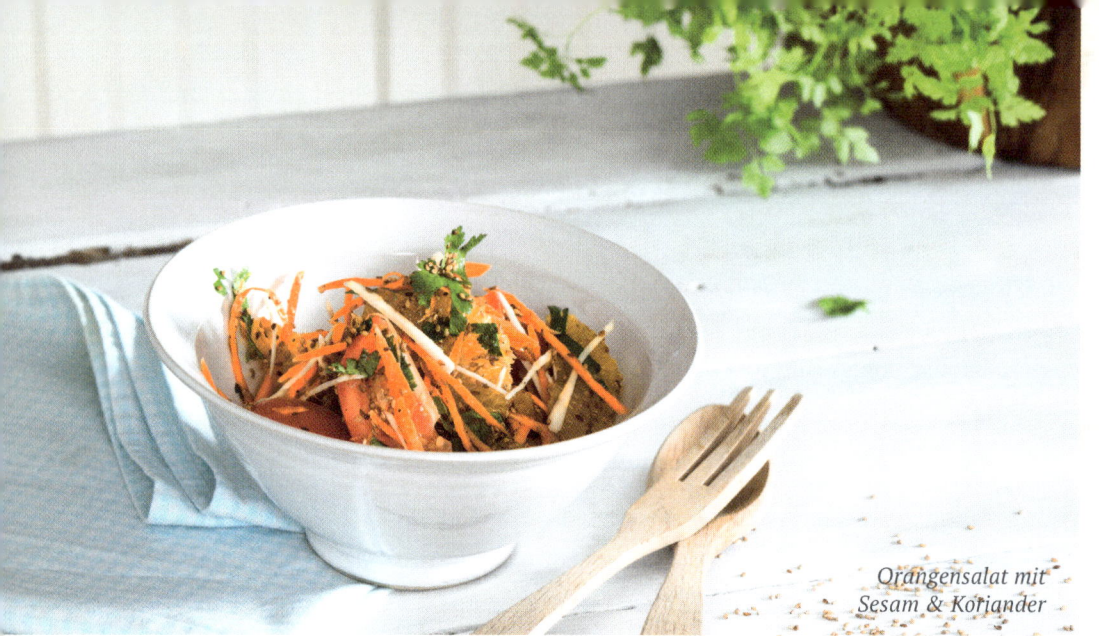

Orangensalat mit Sesam & Koriander

Köstliche Rezepte für den Energieausgleich im Holzelement

Mit den folgenden Rezepten bringen Sie Ihr Holzelement ins Gleichgewicht. Ihr Leberfunktionskreis entspannt sich und beschenkt Sie mit angenehmen Gefühlen, wacher Aufmerksamkeit, Lebensfreude, Durchsetzungskraft und spontaner Energie. Das sind die Zeichen eines harmonischen Holzelements.

Orangensalat mit Sesam & Koriander

4 Orangen	schälen und in Filets zerteilen.
4 Tomaten	waschen, die Stielansätze kegelförmig herausschneiden und die Früchte achteln.
8 EL Sesamkörner	3–5 Minuten in einer warmen Pfanne ohne Fett anrösten.
1 Bund Koriander	waschen, trocken schütteln und fein hacken.
2 Karotten (Möhren)	und
1 Petersilienwurzel	schälen, in Scheiben hobeln und quer in Streifen schneiden. Die Tomaten- und Orangenfilets, Sesamkörner und
4 EL Olivenöl	nacheinander in eine Schüssel geben, Karotten und Petersilienwurzeln zugeben und den Koriander einstreuen. Mit
Pfeffer	aus der Mühle und
Steinsalz	sowie
Zitronensaft	abschmecken und alles gut unterheben.

Petersiliensalat mit Gerste & Tomaten

120 g Gerste	auf einem Tuch auslesen. Einen Topf aufs Feuer stellen,
1 EL Öl	in den warmen Topf gießen,
1 Knoblauchzehe	zufügen, die Gerste dazugeben und 10 Minuten rösten.
300 ml Gemüsebrühe	erhitzen und damit die Gerste ablöschen.
4 Tomaten	waschen, die Stielansätze kegelförmig herausschneiden und mit
1 EL Zitronensaft	sowie
1 Prise Kakaopulver	in die Brühe geben. Die Gerste bei geschlossenem Deckel in ca. 25 Minuten bissfest garen. Nach 5 Minuten die Tomaten herausnehmen, häuten und das Fruchtfleisch klein würfeln. Zum Schluss die Knoblauchzehe entfernen.
2 Bund Blattpetersilie	waschen, trocken schütteln und hacken. Mit den Tomatenwürfeln in eine Schüssel geben.
1 EL Paprikapulver	darüberstreuen,
4 EL Olivenöl	und
schwarzen Pfeffer	aus der Mühle zugeben. Die Gerstenkörner mit der restlichen Brühe unterrühren, mit
Meersalz	und
2 EL Zitronensaft	abschmecken.

Dazu passt knuspriges Weißbrot.

木
火
土
金
水

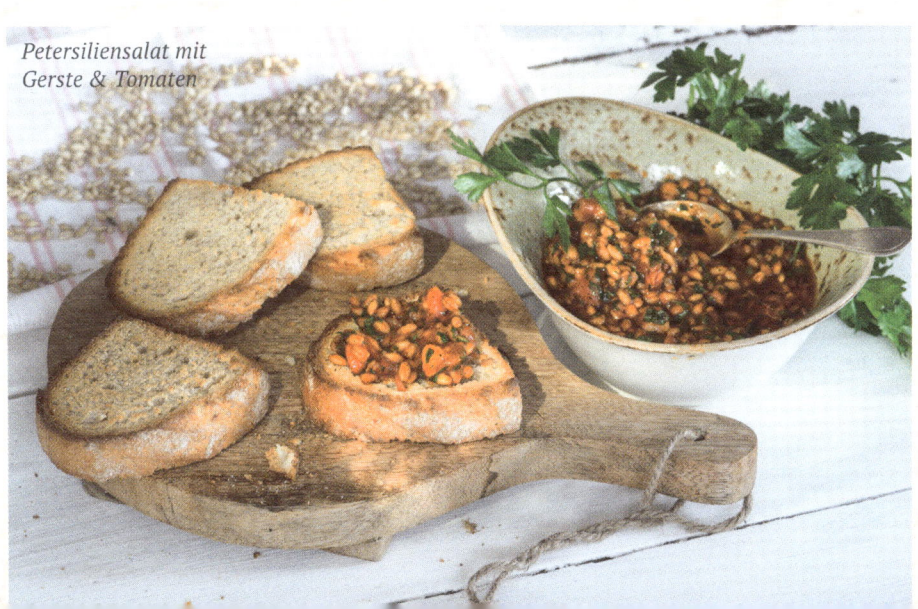

Petersiliensalat mit Gerste & Tomaten

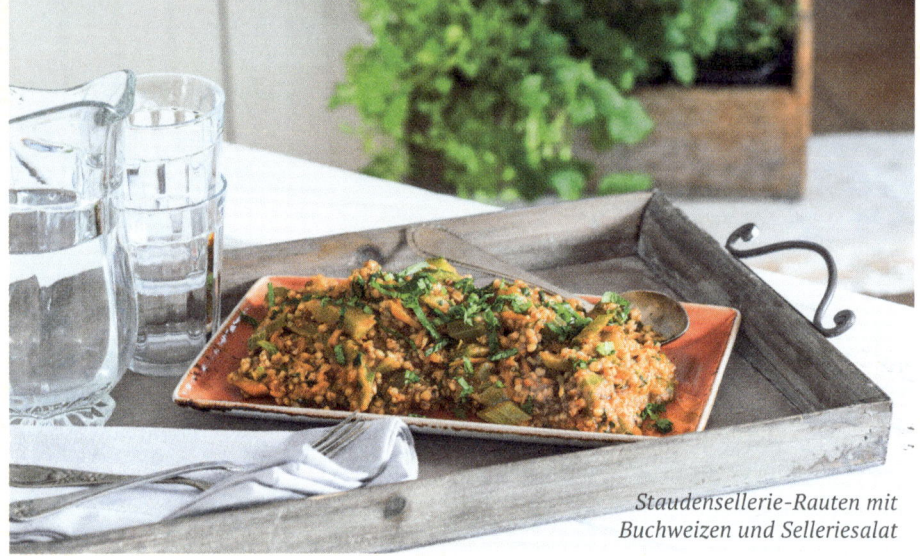

Staudensellerie-Rauten mit Buchweizen und Selleriesalat

Staudensellerie-Rauten mit Buchweizen

1 Staudensellerie	putzen, waschen, die Blätter abzupfen und hacken, die Stangen quer in Rauten schneiden.
200 g Buchweizen	auf einem Küchentuch auslesen. Einen Topf aufs Feuer stellen und auf mittlerer Temperaturstufe erwärmen; den Buchweizen 10 Minuten darin anrösten, bis er eine braune Farbe angenommen hat, dabei öfter wenden.
2 Karotten (Möhren)	waschen, schälen, längs in Scheiben hobeln und quer in Stifte schneiden, mit
2 EL Öl	in den Topf geben.
1 EL Senfsamen	einstreuen und ablöschen mit
800 ml heißer Gemüsebrühe.	
	Die Staudensellerie-Rauten einlegen, den Deckel auflegen und alles 18–25 Minuten köcheln lassen, bis der Buchweizen gerade eben gar ist.
Meersalz	nach Gusto aufstreuen,
2 EL Zitronensaft	eingießen,
1 EL Paprikapulver	darüberstreuen, alles gut vermengen.

Selleriesalat

1 Sellerieknolle	schälen und in Streifen hobeln.
2 EL Sojasoße · 2 EL Zitronensaft · 2 EL Olivenöl · 4 EL gehackte Walnüsse · 1 TL Senf	
	der Reihe nach dazugeben und alles gut mischen.

DAS FEUERELEMENT

Sommerhitze – Zeit der *Reifung*. Im Feuerelement vollendet *heiße Energie* den nächsten Entwicklungsschritt. *Feuer* ist die verschmelzende, umwandelnde Kraft, der Leben spendende Motor unseres Sonnengestirns und der Mittelpunkt des Jahreszyklus. Noch bis weit in unser Jahrhundert hinein kochte man fast überall auf der Erde über dem offenen Feuer. Der Herd bzw. die Küche diente als häusliches Begegnungszentrum. Und der Widerschein des wärmenden Kaminfeuers in den Gesichtern einer gemütlichen Runde brachte einen ganz besonderen *Geist* zum Vorschein.

Der Geist heißt im Chinesischen *Shen*. Er ist dem Feuerelement zugeordnet. Alle Menschen stehen über einen »großen Geist« miteinander in Kontakt. Die friedliche, geborgene Sicherheit einer Gemeinschaft öffnet das *Herz* und erfreut Körper und Seele. Vertrauen und Zärtlichkeit entstehen, Begegnung, Vereinigung, Ekstase. Der Tanz des Lebens kündigt eine kosmische Hochzeit an. Blütendüfte betören die Sinne. Der Dichter Joseph von Eichendorff beschreibt die Essenz dieser Erfahrung so:

Mondnacht

*Es war, als hätt' der Himmel
die Erde still geküsst,
dass sie im Blütenschimmer
von ihm nun träumen müsst'.*

*Die Luft ging durch die Felder,
die Ähren wogten sacht,
es rauschten leis' die Wälder,
so sternklar war die Nacht.*

*Und meine Seele spannte
weit ihre Flügel aus,
flog durch die stillen Lande,
als flöge sie nach Haus.*

Joseph von Eichendorff (1788–1857)

木
火
土
金
水

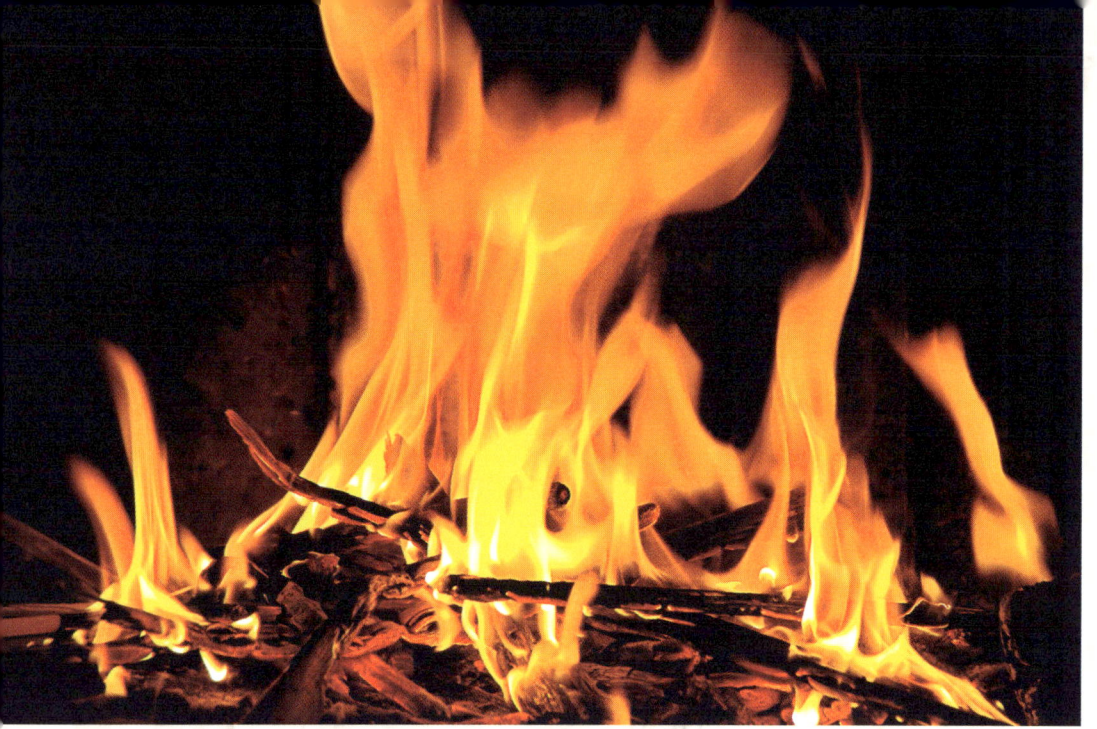

Wenn die Feuerenergie ausgewogen ist, schenkt sie Herzensfreude und pures Daseinsglück. Doch facht man das Feuer zu stark an, überhitzt sich alles.

Harmonische Gefühle im Feuerelement

Die *Freude* ist dem Feuerelement zugeordnet. Wie alle anderen Gefühle sollte auch sie sich in einem harmonischen Gleichgewicht befinden. Aus westlicher Sicht verstehen Sie vielleicht gar nicht, dass man in China auch ein Übermaß an Freude (den Yang-Zustand) kennt. Freude, so denken Sie, kann niemals zu viel werden. Manche Menschen erfahren allerdings dennoch die Folgen einer überschießenden, aus dem Gleichgewicht geratenen Freude. Der ältere Mensch, der vor lauter Freude bei einer guten Nachricht einen Herzinfarkt erleidet, schwächt sein *Herz-Kreislauf-System* akut durch zu starke Energien. Nach einer Zeit der Depression reagieren manche Menschen manisch übertrieben. Sie werden *ruhelos, schlaflos und hektisch*. Wichtige Entscheidungen treffen sie vorschnell und unbedacht. Beides kennzeichnet den Yang-Zustand im Feuerelement: die zu starken, blockierten Energien.

Reinste Herzensfreude, das pure Glück des menschlichen Daseins, schenkt das Feuerelement denjenigen, die es in Harmonie zu bringen verstehen. Speisen und Getränke mit *bitterem Geschmack* erfreuen die Seele und geben dem Herzen Nahrung: »Was bitter dem Mund, ist dem Herzen gesund«, sagt ein altes Sprichwort. Große *Hitze* und extreme *Trockenheit* bringen die Kraft des Feuerelements dagegen aus dem Gleichgewicht. Ein besonders heißes Klima, Aufenthalte in extrem heißen Gegenden, der starke Genuss von austrocknenden Stimulanzien wie Nikotin und Alkohol – all das greift den Funktionskreis des Herzens an. Die Freude des Herzens steigert sich dann ins Erschöpfende. *Hektik, Manie,* ein unaufhaltsamer *Redefluss* sowie *Schlaflosigkeit* stören die natürliche innere Ruhe. Besteht das Ungleichgewicht über lange Zeit, kann es dabei auch zu organischen Herz-Kreislauf-Erkrankungen kommen.

Die chinesische Tradition ordnet die Energien des Feuerelements dem *Funktionskreis des Herzens* zu. Menschen mit harmonischem Feuerelement besitzen ein gutes Herz und eine warme Ausstrahlung. Wo das Ich in seiner Mitte ruht, entsteht natürliche *Autorität,* die andere ganz selbstverständlich respektieren. Schon immer ordnete man in China daher den politischen Herrscher dem Feuerelement zu. Befindet sich die Feuerkraft jedoch nicht im Gleichgewicht, so entsteht Tyrannei – ein aufgeblasenes, überhebliches Ich im Yang. Oder aber ihr Gegenteil: ein verunsichertes, schüchternes Individuum im Yin.

Gesunde Organe im Feuerelement

Herz, Kreislauf, Blutgefäße und Dünndarm sind dem Feuerelement zugeordnet. Auch die *Zunge* mit allen ihren Funktionen gehört in diesen Bereich. Das Shen (der Geist) des Feuerelements wird durch neueste Forschungsergebnisse zum »Bauchgehirn« bestätigt (Seite 55). Wer mit seiner Intuition zusammenarbeitet, genießt Lebensfreude und Leichtigkeit. Sein Herz ist erfüllt von heiteren, entspannten Eindrücken. Seine Sprache ist sanft und verständnisvoll. Seine tiefe Verbindung zur geistigen Heimat schenkt ihm seelisches Vertrauen und körperliche Gesundheit. »Das Herz auf dem rechten Fleck haben« – das ist der Zustand eines harmonischen Feuerelements.

Typische Symptome und Erkrankungen im Feuerelement

Wenn das Feuerelement aus dem Gleichgewicht fällt, können sich verschiedene Krankheiten entwickeln. Hierzu gehören besonders:

- Alle Erkrankungen des Herz-Kreislauf-Systems.
- Funktionelle Herzsymptome (zum Beispiel Herzrhythmusstörungen oder -schmerzen ohne organischen Befund).
- Alle durch Hitze verursachten Beschwerden; Kreislaufprobleme bei heißem, schwülem Wetter, schwere Beine mit Wassereinlagerungen, Krampfadern.
- Krankheiten, die vor allem in den Sommermonaten ausbrechen oder sich von Juni bis September verschlimmern.
- Beschwerden des Dünndarms, Durchfallneigung, Zwölffingerdarmgeschwüre, heftige Blähungen mit Druck aufs Zwerchfell und Engegefühl im Brustkorb und Herzbereich.
- Eine rote Zungenspitze.
- Unruhe, Nervosität, Hektik, Zerstreutheit.
- Schlafstörungen mit Unruhe und Hitzewallungen, Albträume.
- Brennender Durst.
- Gedächtnis- und Sprachstörungen, Stottern, Wörter auslassen oder nicht finden.
- Extreme Vorliebe für oder Abneigung gegen Bitteres.

Praktische Tipps für die Balance im Feuerelement

Der griechische Philosoph Platon (427–347 v. Chr.) beschrieb die Menschen einst als Wagenlenker: Ein stolzes, kraftvolles Gespann edler Pferde (alle Ihre Fähigkeiten und Energien) zieht den Wagen (den Körper). Damit das Gespann sicher seinen Weg verfolgen kann, muss Ihre Persönlichkeit als Wagenlenker das richtige Maß an Klugheit und Durchsetzungsvermögen beweisen. Erst *die harmonische Steuerung feuriger Kräfte schenkt Erfüllung.*

Hier ist eine lustige Übung, die auch Kindern Vergnügen bereitet. Werden Sie sich Ihrer eigenen Situation als Wagenlenker im Sinne Platons bewusst. Fertigen Sie eine kleine Skizze an, in der Sie Ihre wichtigsten Kräfte (zum Beispiel Klugheit, Geduld, Disziplin, Durchsetzungsvermögen, Selbstvertrauen, Konsequenz, Humor oder Gerechtigkeitssinn) jeweils einem Zugpferd zuordnen. Beobachten Sie dann eine Zeit lang im täglichen Leben, ob Sie Ihre »Pferde« schon wirklich gut lenken. Falls nicht, überlegen Sie, welche Veränderungen dafür sorgen könnten, dass Ihr Pferdewagen optimal rollen kann. Kluge Wagenlenker

TEST: IST IHR FEUERELEMENT IM GLEICHGEWICHT?

Ein Ungleichgewicht lässt sich über die Nahrung regulieren: Ein klug zusammengestellter Speiseplan schenkt Ihnen Ihr »Herzensglück«. Beherzigen Sie die Hinweise in der Auswertung. Wenn Sie den Test nach zwei bis drei Wochen wiederholen, erreichen Sie wahrscheinlich schon harmonischere Werte. Wie viele der Aussagen treffen momentan auf Sie zu? Für jedes Ja erhalten Sie 1 Punkt.

— Mein Gedächtnis lässt sehr zu wünschen übrig.

— Ich erwache nachts mit Herzklopfen, Unruhe und Schweißausbrüchen.

— Wenn ich aufgeregt bin, überschlagen sich meine Worte.

— Andere finden mich überdreht und aufgekratzt.

— Wenn ich aufgeregt bin, »schwebe« ich einen Meter über dem Boden.

— Ich leide unter Albträumen.

— Ich liebe Speisen und Getränke mit bitterem Geschmack.

— Ich bin erschöpft und gleichzeitig nervös.

— Heitere Gelassenheit hätte ich gerne.

— Speisen und Getränke mit bitterem Geschmack sind mir unangenehm.

— Ich leide an Herzklopfen ohne organischen Grund (bitte abklären lassen!).

— Ich habe ein gerötetes Gesicht und/oder gerötete Wangen.

Auswertung

Kein Punkt: Herzlichen Glückwunsch, Ihr Feuerelement ist im Gleichgewicht!
1–6 Punkte: Ihr Feuerelement ist phasenweise im Ungleichgewicht. Bitte wählen Sie täglich mindestens einmal kühlende Nahrungsmittel aus dem Feuerelement. Und achten Sie auf jeden Fall auf ausreichende Flüssigkeitszufuhr! Integrieren Sie vielleicht auch einige Übungen aus dem nächsten Abschnitt in Ihr Leben.
7–12 Punkte: Ihr Feuerelement benötigt besondere Unterstützung. Bitte wählen Sie bei allen Mahlzeiten schwerpunktmäßig neutrale und kühlende Lebensmittel aus dem Feuerelement. Verzichten Sie so weit wie möglich auf Stimulanzien (Kaffee, Tee, Tabak, anregende Limonaden) und trinken Sie ausreichend Wasser. Auch Entspannungsübungen (wie Autogenes Training, Progressive Muskelrelaxation nach Jacobson, Qigong, Atemtherapie oder Herzintegration nach Steven Rochlitz) unterstützen Sie darin, Ihr Feuerelement auszubalancieren.

木
火
土
金
水

bringen ihren Organismus und ihren Energiehaushalt ins Gleichgewicht. Vielleicht könnten Sie öfter einmal etwas für sich selbst tun, um Ihre Pferde gut zu trainieren? Im Folgenden finden Sie einige Anregungen.

Bringen Sie Freude in Ihr Leben

Das Herz-Kreislauf-System mit Blut und Blutgefäßen (Feuerelement) wird gut versorgt, wenn das im Zyklus vorangehende Holzelement ihm ausreichend Energie herüberreicht. Durch eine gesunde Lebensweise und Übungen, die Freude in Ihr Leben bringen, unterstützen Sie es zusätzlich.

Herz und Kreislauf stärken

Durchblutung: Zwei Heilpflanzen sorgen besonders gut für die Durchblutung und damit auch für die Herzkraft: Ginkgo und Weißdorn (Crataegus). Bitte sprechen Sie mit Ihrem Arzt, wenn Sie etwas davon einnehmen möchten.
Herz-Kreislauf-Trainings bieten viele Sport- und Fitnesszentren an. Damit werden die Organe des Feuerelements optimal unterstützt. Ausreichend Bewegung und frische, sauerstoffreiche Luft sind weitere Hilfen für dieses Element.

Zungenpflege

Ob Ihr Feuerelement im Gleichgewicht ist, sehen Sie auch an Ihrer Zunge. Betrachten Sie sie einmal im Spiegel: Winzig rote Pünktchen oder eine intensiv gerötete Zungenspitze verweisen auf Hitze (Yang, ein Energieüberschuss oder -stau) im Feuerelement. Risse in der Zunge haben dieselbe Bedeutung. Bitte trinken Sie unbedingt ausreichend frisches Wasser ohne Kohlensäure, um diese Dysbalance zu korrigieren.

Das Ölziehen

Für ein gesundes Mikroklima der Mundhöhle können Sie sorgen, indem Sie täglich morgens einen Esslöffel kalt gepresstes Sesamöl in den Mund nehmen. Ziehen Sie es so lange durch die Zähne, bis es eine wässrige, trübe Konsistenz hat. Danach das Öl ausspucken (in den Abfalleimer oder ins WC, nicht ins Waschbecken!) und den Mund mit einem Aufguss aus Salbei spülen. Diese einfache Behandlung pflegt die Schleimhaut von Zunge (Feuerelement) und Mundhöhle (Erdelement) und beugt Zahnfleischblutungen sowie Parodontose vor.

Den Dünndarm pflegen

Um Ihren Dünndarm (Hohlorgan im Feuerelement, Seite 53) zu unterstützen, können Sie eine einfache Massagetechnik anwenden. Zwischen 13 und 15 Uhr ist der Dünndarm sehr stark mit Energie versorgt, und seine Aktivität erreicht ein Maximum. Um diese Zeit ist die Bauchmassage besonders wirksam. Aber auch zu jeder anderen Zeit werden Sie sie genießen.

Bauchmassage: Setzen Sie sich auf die Couch oder in einen Sessel und lehnen Sie sich bequem zurück. Machen Sie den Bauch frei und träufeln Sie nach Belieben etwas Massageöl auf Ihre Handinnenflächen. Beginnen Sie am Bauchnabel mit der flachen Hand und sanft kreisenden Bewegungen gegen den Uhrzeigersinn, Ihren Bauch zu massieren. Lassen Sie diese Kreise zunehmend größer werden, bis sie den ganzen Bauch bedecken. Lassen Sie die Kreise nun wieder kleiner werden, bis sie schließlich wieder beim Bauchnabel enden. Wiederholen Sie diese Übung einige Male – solange sie Ihnen guttut und Spaß macht. Laden Sie dabei das Lachen in Ihr Leben ein!

Übungen der Freude

Spaziergang: Nehmen Sie sich zwei bis drei Stunden Zeit für einen besonderen Spaziergang. Gehen Sie hinaus und entdecken Sie die Welt noch einmal ganz bewusst mit den neugierigen Augen und der Begeisterungsfähigkeit eines kleinen Kindes. Jeder Stein, jede Pflanze, jede neue Entdeckung wird als kleines Wunder begrüßt. Versuchen Sie, die besondere Schönheit in jedem Detail zu entdecken. Vielleicht kennen Sie auch ein Kind, das Ihnen auf diesem Spaziergang als Lehrer dienen mag? Schauen Sie ihm ganz bewusst in die Augen und erinnern Sie sich dabei an das neugierige Kind, das Sie selbst einmal waren. Es lebt noch in Ihnen und freut sich über Ihre Aufmerksamkeit!

Kleine Freuden: Welche Tätigkeit hat Ihnen in früheren Zeiten viel Freude geschenkt? Nehmen Sie sich Zeit, wieder einmal etwas zu tun, das Sie erfreut. Schenken Sie sich ganz bewusst täglich eine kleine (auch immaterielle) Freude. Und machen Sie täglich mindestens einem anderen Menschen eine Freude.

Lächeln Sie öfter mal. Ihr lächelndes, freundliches Gesicht wird Sie mit freudigen Reaktionen beschenken, die einen wohltuenden Kreislauf in Bewegung setzen. Ein Lächeln wirkt auch körperlich: Lächeln Sie einige Sekunden, so lösen sich körperliche Spannungen, und die schlechte Laune verfliegt.

木
火
土
金
水

Tagesabschluss: Ziehen Sie vor dem Einschlafen eine kleine Bilanz: »Welche Freuden hat mir dieser Tag geschenkt?« Wenden Sie Ihre Aufmerksamkeit bewusst nur auf die freudigen Momente des Tages. Beschließen Sie Ihren Tag dann mit einem kleinen Dank an Ihr Herz, das Freude fühlen kann. Danken Sie auch allen, die die Freude in Ihnen wecken.

Jin Shin Jyutsu

Den kleinen Finger halten: Um Ihr Feuerelement auszubalancieren, umschließen Sie abwechselnd den linken und rechten kleinen Finger mit der anderen Hand – ohne Druck auszuüben. Im kleinen Finger verläuft der Herzmeridian. Unruhezustände, Hektik oder Herzklopfen beruhigen sich mit diesem Griff.

Die Leisten halten: Im Sitzen und Liegen erreichen Sie eine harmonische Balance, indem Sie die Hände beiderseits auf die Leisten legen. Auch an dieser Stelle befinden sich sensible Energiebahnen für das Feuerelement.

Wohltuende Nahrung fürs Feuerelement

Mit dem Holzelement haben Sie sich im vorigen Kapitel ausgiebig beschäftigt. Ein ausgewogener Holzfunktionskreis füttert Ihr Feuerelement mit der frei fließenden Kraft des Aufbruchs und bringt es zu seinem Höhepunkt. Um das Feuerelement auszubalancieren, benötigen Sie also auch die Holzenergie. Alle Elemente stehen auf ihre Art in Wechselwirkung mit dem Feuer. Berücksichtigen Sie beim Kochen Ihr Feuerelement – und kleine Freuden werden Ihnen gewiss sein. Erst eine ausgewogene Kost mit allen Elementen jedoch schenkt Ihnen die Herzensfreude eines harmonischen Lebens.

LEBENSMITTEL DES FEUERELEMENTS

Kalt/kühl – Yin-betont	Neutral	Warm/heiß – Yang-betont
Rote Bete	Feldsalat	Rosenpaprika
Hafer, Weizen	Radicchio	Gegrilltes Fleisch
Endiviensalat	Bries	Buchweizen

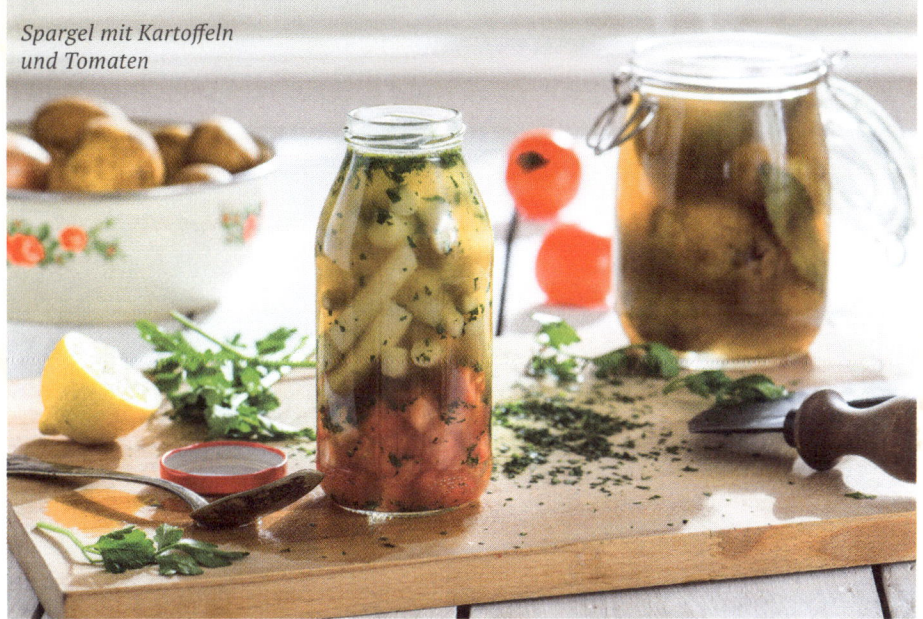

Spargel mit Kartoffeln und Tomaten

Köstliche Rezepte fürs Feuerelement

Mit den folgenden Rezepten bringen Sie Ihr Feuerelement ins Gleichgewicht. Dann schenkt es Ihnen Herzensglück und Lebensfreude. Genießen Sie die entspannte Gelassenheit, aus der heraus sich alles wie von selbst entfaltet.

Eingelegter Spargel mit Kartoffeln und Tomaten

400 g kl. Kartoffeln	waschen und gründlich bürsten. Einen Topf aufs Feuer stellen und die Kartoffeln hineinlegen.
1 Zwiebel	schälen, vierteln und hinzufügen.
2 Lorbeerblätter	zugeben sowie
1,5 l heiße Gemüsebrühe.	
4 Tomaten	waschen, Stielansätze kegelförmig herausschneiden, mit
1 EL Zitronensaft	und
1 Prise Kakaopulver	in die Brühe geben. Bei geschlossenem Deckel die Kartoffeln in 15 bis 20 Minuten bissfest garen. Nach 5 Minuten die Tomaten herausnehmen, häuten und würfeln. Am Ende der Garzeit die Zwiebel entfernen und die Kartoffeln in ein großes Glas geben.
2 Bd. Blattpetersilie	waschen, trocken schütteln, fein hacken und mit den Tomatenwürfeln in ein großes Glas geben.

木
火
土
金
水

8 Stangen weißen Spargel waschen, schälen und jede Stange schräg in drei Teile schneiden. Im Kartoffelsud erst die Enden 2 Minuten kochen, dann die mittleren Stangenteile zugeben und weitere 2 Minuten kochen, zum Schluss die Spargelspitzen auflegen und in 2 bis 3 Minuten alles bissfest garen. Herausheben und zu den Tomaten geben.

1 EL Paprikapulver	darübergeben, ebenso
4 EL Olivenöl	und
schwarzen Pfeffer	aus der Mühle. Den Spargel mit Brühe begießen, dann mit
Meersalz	und
2 EL Zitronensaft	abschmecken.
	Mit der restlichen Brühe die Kartoffeln auffüllen und alles 2 Stunden marinieren lassen.

Hafer nach Risottoart mit Ölrauke

300 g Hafer	auf einem Tuch auslesen. Einen Topf aufs Feuer stellen, die mittlere Temperaturstufe wählen, den Hafer einrieseln lassen und in 15 Minuten braun rösten.
1 EL Öl	in den Topf gießen.
1 EL Senfsamen	zufügen und ablöschen mit
750 ml heißer Gemüsebrühe.	
4 Tomaten	waschen, die Stielansätze herausschneiden, mit
1 EL Zitronensaft	und
1 Prise Paprikapulver	in die Brühe geben. Bei geschlossenem Deckel in ca. 25 Minuten bissfest garen. Nach 5 Minuten die Tomaten herausnehmen, häuten und würfeln.
1 Bd. Blattpetersilie	waschen, trocken schütteln und hacken. Mit den Tomatenwürfeln in eine Schüssel geben.
2 Bd. Rucola (Ölrauke)	waschen, putzen, klein schneiden und darüberstreuen.
4 EL Olivenöl	und die Haferkörner mit der restlichen Brühe ebenfalls dazugeben, mit
schwarzem Pfeffer	aus der Mühle,
Meersalz	und
2 EL Zitronensaft	abschmecken.

Amaranth mit Petersilienwurzel und Zwiebellauch

250 g Amaranth	auf einem Tuch auslesen. Einen Topf aufs Feuer stellen, das Getreide einrieseln lassen und 15 Minuten rösten.
1 EL Öl	in den Topf geben,
1 Knoblauchzehe	zufügen und auffüllen mit
900 ml heißer Gemüsebrühe.	
1 EL Zitronensaft	und
1 Prise Paprikapulver	in die Brühe geben.
4 Petersilienwurzeln	und
2 Karotten (Möhren)	putzen, waschen, schälen, in große Stücke schneiden und in den Topf füllen. Alles bei geschlossenem Deckel in ca. 20 Minuten bissfest garen. Inzwischen
1 Bund Zwiebellauch	putzen, in Stücke schneiden und nach 15 Minuten in den Topf geben.
1 Bd. Blattpetersilie	waschen, trocken schütteln und die Blätter abzupfen. Die Knoblauchzehe aus dem Topf nehmen. Den Eintopf mit
schwarzem Pfeffer	aus der Mühle und mit
Meersalz	abschmecken und mit der Petersilie garnieren.

木火土金水

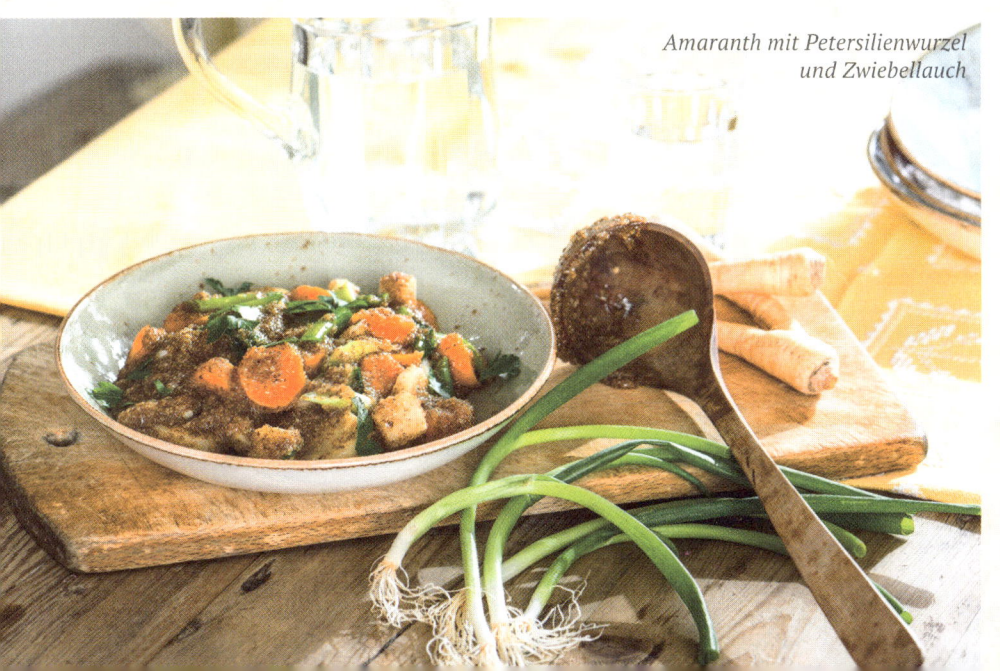

Amaranth mit Petersilienwurzel und Zwiebellauch

DAS ERDELEMENT

Es gibt zahlreiche *Vier-Elemente-Systeme* auf diesem Planeten. Der Mensch beobachtet die Jahreszeiten, seine eigenen Wandlungsphasen und die Rhythmen der Natur. Daraus beschreibt er die Elemente, die sein Leben erschaffen: *Feuer, Wasser, Luft* und *Erde.* Bereits in der griechischen Antike war ein zusätzliches *fünftes Element* bekannt. Als *Äther* bezeichneten die Philosophen den Stoff, aus dem die gesamte Materie aufgebaut ist. Die moderne Physik spricht von »dunkler Materie«, aus der sich die für unsere Augen sichtbare Materie formt.

In der chinesischen Tradition ist das fünfte Element das Holz, und hier gibt es zudem eine fünfte Jahreszeit: Schon vor Jahrtausenden galt der *Spätsommer* als eigene Phase im Jahreslauf, als Zeitraum der *Vollendung* und *Ernte,* in dem sich das Ziel allen Wachstums erfüllt. Und Mutter Erde, lebenserhaltender Kraftquell, wird hier zum Symbol für alles, was den Menschen nährt. Auf den Hochsommer (das Feuerelement) folgt also das Erdelement als nächste Wandlungsphase. Hier finden Sie die *Süße* des Lebens. Hier genießen Sie das Miteinander in fröhlicher *Gemeinschaft.* Der Jahreskreis kommt zum Höhepunkt, und Dankbarkeit durchströmt die Schöpfung.

Harmonische Gefühle im Erdelement

Möchten Sie wissen, ob Ihre Erdenergie im Gleichgewicht ist? Dann nehmen Sie sich ein wenig Zeit und notieren Sie alle Ihre aktuellen Sorgen. Sie haben keine? Glückwunsch! Dann sind zumindest die seelischen Kräfte Ihres Erdelements im Gleichgewicht. *Sorgen, Grübeleien* und ermüdende *Gedanken*schleifen gehören in diese Wandlungsphase. Im Holz liegt der Schwerpunkt auf den Emotionen. Im Feuer findet sich die Verbindung zum Geist (Shen). Im Erdelement geht es um Gedanken, die zwar mit den Gefühlen (Holz) zusammenhängen, aus wissenschaftlicher und TCM-Sicht aber separat betrachtet werden.

Sie haben doch einige persönliche Sorgen und Gedankenschleifen bei Ihrer Recherche entdeckt? Vielleicht möchten Sie sich jetzt anhand Ihrer Liste bewusst machen, für welche Probleme Sie aktuell Lösungen entwickeln können? Das sind erfahrungsgemäß nur etwa vier Prozent aller menschlichen Sorgenpakete.

Alle übrigen (Sorgen um andere Menschen, um die Zukunft, Existenzsorgen ...) legen Sie in Ihrer Vorstellung in eine große Schachtel, die Sie mit einem Band in Ihrer Lieblingsfarbe verschnüren. Dieses Paket übergeben Sie nun mit einer liebevollen Bitte um Fürsorge jener Ebene, die größer und weiser ist als Sie: Ihrem Schutzengel, der Schöpferkraft, dem Kosmos, dem Schicksal oder einfach allen beschützenden Kräften zwischen Himmel und Erde. Viel Vergnügen mit Ihrer neuen Leichtigkeit!

So wie Ihr Verdauungsapparat Wertvolles von Unbrauchbarem trennt, sollte die Welt Ihrer Gedanken im Erdelement in *guter Ordnung* sein. Ordnung und *Struktur* sind Attribute des Erdelements. Wofür sind Sie wirklich zuständig? Lösen Sie sich von Gedankeninhalten, die Sie nichts angehen. Entscheiden Sie sich, öfter mal loszulassen. Dann genießen Sie die Weisheit eines entspannten Geistes. Das Gebet eines abendländischen Mönches fasst diese Ideen zusammen:

> *Herr, lehre mich,*
> *zu handeln, wo ich handeln kann,*
> *loszulassen, wo ich nichts tun kann,*
> *und gib mir die Klugheit,*
> *das eine vom anderen zu unterscheiden.*

Entspannt aufmerksame Menschen ruhen in ihrer Mitte. Dadurch werden sie automatisch zum Mittelpunkt einer Gemeinschaft. Ihre gute Erdung macht die Begegnung mit ihnen angenehm und wertvoll. Eingebunden in erfüllende Beziehungen leben sie in der *Harmonie von Geben und Nehmen*. Ist das Erdelement in Harmonie, beschenkt es Sie mit dem süßen Gefühl zufriedener Ruhe, glücklicher Beziehungen und dem freien Fluss harmonischer, kreativer Gedanken.

Gesunde Organe im Erdelement

Der Funktionskreis von *Magen*, *Milz* und *Bauchspeicheldrüse* wird dem Erdelement zugeordnet. Hier finden sich die wesentlichen nahrungsverarbeitenden Bereiche des Organismus. Und um die *Nahrung* geht es im Erdelement – um die stoffliche Nahrung ebenso wie um die seelische. Wenn die Chinesen von der Milz im Sinne der Fünf-Elemente-Lehre sprechen, dann meinen sie damit gleichzeitig alle nährenden zwischenmenschlichen Beziehungen. Warmherzige

木
火
土
金
水

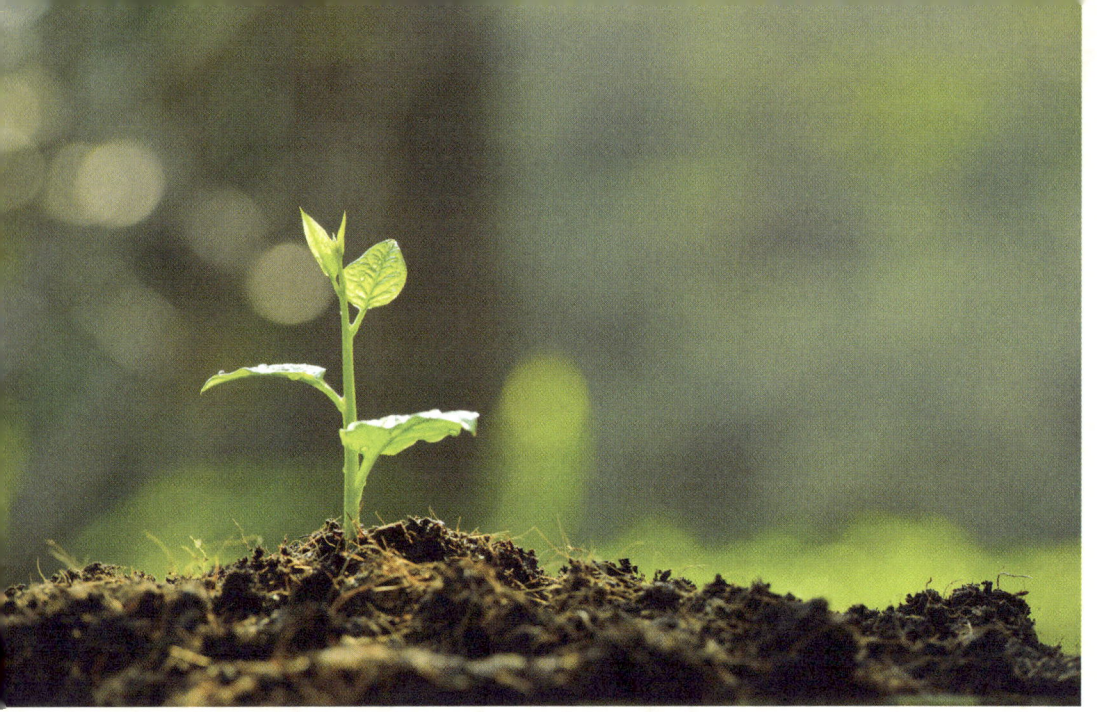

Die Erde erschafft Leben. Das Erdelement steht für alles, was uns Menschen (körperlich und geistig) nährt, für Geben und Nehmen, für Sicherheit, Verbundenheit und Lebensmut.

Beziehungen erden den Menschen. Die Geborgenheit einer liebevollen Gemeinschaft schenkt ihm ausreichend Mut, um das Leben zu wagen.

Im Feuerelement erlangt der Mensch seine Ich-Reife. Im Erdelement erweitert er seinen Radius zum Du und bindet sich. Das *Bindegewebe,* die alles verbindende Struktur im menschlichen Körper, symbolisiert dies auf biologischer Ebene. Ein kreativer, anregender *Gedankenfluss* ergänzt die Entsprechungen des Erdelements. Ohne Urteile, ohne Kritik und Rechthaberei lebt es sich entspannt und angenehm. Befindet sich die Kraft der Erde im Ungleichgewicht, so stagnieren die Gedanken. Sorgen entstehen, und grübelnd verstrickt sich der Mensch in Teufelskreise: Das Erdelement ist in Qi-Stagnation. Nach und nach können sich immer mehr unangenehme Zeichen und Erkrankungen entwickeln.

Typische Symptome und Erkrankungen im Erdelement

Anzeichen für ein Energie-Ungleichgewicht im Erdelement zeigen sich so:
- Erkrankungen, die in der Folge von feuchtkaltem oder feuchtschwülem Wetter auftreten. Erkältung, Magenverkühlung oder Magen-Darm-Grippe.

- Erkrankungen des Oberbauchs und des Magens. Diabetes, Stoffwechselstörungen, Magengeschwüre, Magenübersäuerung, Blähungen, Völlegefühl, Gefühle des Aufgedunsenseins, Übelkeit, Erbrechen und Aufstoßen.
- Bindegewebserkrankungen, Bindegewebsschwäche, rheumatische Erkrankungen, entzündliche Prozesse und Stoffwechselschlacken im Bindegewebe
- Erkrankungen der Mundhöhle wie Soor (Pilzbelag), Aphten (gutartige Geschwüre der Mundschleimhaut), Zahnfleischerkrankungen, Entzündungen der Mundschleimhaut, Lippenherpes.
- Über- und Untergewicht.
- Essstörungen: Magersucht, gravierendes Übergewicht (Adipositas), Bulimie.
- Völlegefühl und Müdigkeit, besonders nach den Mahlzeiten.
- Heißhungeranfälle.
- Extreme Vorliebe für oder Abneigung gegen alles Süße.
- Neigung zu Sorgen und Grübeleien, Gedankenunruhe.

Praktische Tipps für die Balance im Erdelement

Mit dem Test auf der nächsten Seite erfahren Sie, ob Ihr Erdelement zur Zeit im Gleichgewicht ist und welche Nahrung es stärkt. Falls es nicht gut ausbalanciert sein sollte, finden Sie hier weitere unterstützende Tipps!

Harmonisieren Sie Ihren Geist

Strukturen und Verbindungen gehören zum Erdelement. Das gilt sowohl für das Bindegewebe im menschlichen Körper als auch für zwischenmenschliche Beziehungen. Innen wie außen – alles ist vernetzt, alles kommuniziert miteinander. Die moderne Physik bestätigt, dass es keine Trennung gibt. Menschliches Leben existiert auf vielen Ebenen. Denken, fühlen, sprechen, wahrnehmen, körperlich agieren – die Vernetzung all dieser Funktionen gehört zum Funktionskreis der Milz. Bringen Sie Ihre Gedanken in friedliche Harmonie und stärken Sie so das komplexe Netzwerk Ihres Lebens. Stärken Sie Ihr Erdelement!

Die Macht der Gedanken

Inzwischen ist bekannt, dass jede Handlung Konsequenzen für die Umwelt hat. Auch die Gedanken scheinen als Magnetfelder mit dem menschlichen Lebens-

TEST: IST IHR ERDELEMENT IM GLEICHGEWICHT?

Eine gestörte Balance gleichen Sie mit wärmender, Yang-betonter Nahrung aus. Halten Sie sich zwei bis drei Wochen lang an unsere Empfehlungen, und wiederholen Sie dann den Test. Zählen Sie bitte, wie viele der folgenden Aussagen momentan auf Sie zutreffen. Für jedes Ja erhalten Sie 1 Punkt.

— Ich fühle mich schlapp und müde.
— Meine Hände und/oder Füße sind unangenehm kalt.
— Nach dem Essen leide ich unter Völlegefühl und Blähungen.
— Ich grüble tagelang über Probleme, ohne Lösungen zu finden.
— Ich habe Heißhungeranfälle.
— Ich esse sehr viel Süßes. Danach fühle ich mich meist unwohl.
— Nachts liege ich oft wach und grüble über unerledigte Dinge.
— Kurz nach dem Essen habe ich gleich wieder Hunger.
— Meine Beine fühlen sich schwer und geschwollen an.
— Nach dem Essen fühle ich mich wie erschlagen.
— Ich bin übergewichtig. Die Pfunde schwinden auch bei größter Disziplin nicht.
— Harmonische Beziehungen zu pflegen fällt mir schwer.

Auswertung

Kein Punkt: Glückwunsch! Die Energien Ihres Erdelements fließen harmonisch.
1–6 Punkte: Ihr Erdelement ist vorübergehend aus dem Gleichgewicht. Bitte essen Sie genügend Erd-Lebensmittel der Kategorien neutral, warm/heiß – und die kühlen/kalten Nahrungsmittel nur selten. Genießen Sie öfter eine warme Mahlzeit und ein warmes Getränk und yangisieren Sie Ihre Nahrung.
7–12 Punkte: Ihr Erdelement ist aus dem Gleichgewicht geraten. Bitte essen Sie bevorzugt neutrale, warme/heiße Erd-Lebensmittel. Verzichten Sie auf Kuhmilch/-produkte (außer Butter und Sahne) und Rohkost. Ihre Nahrung sollte grundsätzlich gekocht sein und viel Yang enthalten. Falls Sie sich unbedingt kalte/kühle Lebensmittel wünschen, sollten Sie diese mit Yang anreichern. Gönnen Sie sich beim Essen Ruhe und Zeit, um es entspannt zu genießen. Nach einiger Zeit wird Ihr Erdelement wieder im Gleichgewicht sein. Wiederholen Sie dann den Test. Falls das Ergebnis nicht besser ist, suchen Sie bitte einen TCM-Spezialisten auf.

raum in Interaktion zu treten. Gedanken sind Kräfte; sie sind kraft-voll. In den letzten Jahrzehnten ist das Bewusstsein für diese vernetzte Welt deutlich gewachsen. Jede Handlung, jedes Gefühl, jeder Gedanke hat Auswirkungen auf den Menschen und seine Umgebung. Sie kennen das. Ihre Intuition sagt Ihnen zum Beispiel, wer gerade anruft, wenn das Telefon läutet. Sie lässt Sie denselben Gedanken aussprechen, den Ihr Freund gerade formuliert – im selben Moment. Immer wieder machen Wissenschaftler an verschiedenen Orten zeitgleich dieselbe Entdeckung. Auch plötzliche Ahnungen oder Eingebungen verweisen auf die bisher noch viel zu wenig erforschten Kommunikations- und Vernetzungsebenen.

Positive Gedanken

Werden Sie sich der grenzenlosen Verbundenheit aller Lebewesen bewusst. Genießen Sie einige Minuten lang, dass Sie Teil eines großen Netzes von Fähigkeiten, Gefühlen und Gedanken sind. Richten Sie Ihre Bedürfnisse und Sehnsüchte innerlich auf das Ganze und bitten Sie darum, aus der großen Quelle aller aller Möglichkeiten das für Sie Richtige zu erkennen. Die folgende kleine Meditation schafft Vertrauen und Hoffnung.

Meditation: Wenn Sie von Sorgen und negativen Gedanken geplagt sind, geben Sie diese ganz bewusst ins große Netz zurück. Stellen Sie sich vor, dass sich alles nicht mehr Gebrauchte auf einem riesigen kosmischen Komposthaufen zersetzt. Es verwandelt sich in wertvollen Humus, und der kehrt eines Tages als neues, schöpferisches Potenzial zu Ihnen zurück.

Stellen Sie sich vor, wie alle Ebenen Ihres Seins miteinander in Kontakt stehen: Körper, Seele und Gedanken bilden eine so enge Einheit, dass Sie die Botschaften und Informationen aus einem Bereich auch für alle anderen Bereiche nutzen können. Vielleicht entdecken Sie dabei sogar Ihren inneren Gesundheits- und Lebensberater? In einer kurzen kreativen Besinnung können Sie nach innen lauschen und die Antwort auf ungelöste Probleme von dort erhalten.

Familienbande entschlüsseln

Familientherapeuten befassen sich in den letzten Jahren vermehrt mit zwischenmenschlichen Bindungen jenseits von Raum und Zeit. Das Ergebnis dieser systemischen Familienforschung: Alles ist in Ihnen. Ihre Vorfahren haben eine Art psychologische Spur in Ihnen hinterlassen – und das seit unzähligen Generationen. Manche seelischen, geistigen oder körperlichen Probleme werden erst dann verständlich, wenn Sie diese Spuren zu suchen, entschlüsseln und verstehen lernen. Sie tragen nicht nur ein körperliches, sondern auch ein seelisch-geistiges Erbe in sich. Es zu erkennen und zu verstehen schenkt Ihnen eine neue Entscheidungsfreiheit.

Muster, die Ihr Lebensglück fördern, können Sie natürlich erhalten und pflegen. Von den einschränkenden Verhaltensmustern aber dürfen Sie sich lösen. Wer die grundsätzliche Verbundenheit aller Schöpfungsteile anerkennt, braucht auch die Fähigkeit zur Selektion – das Talent, Brauchbares von Unbrauchbarem zu trennen, die Fähigkeit, Nützliches zu erhalten und Nutzloses abzugeben. So wie Ihr Verdauungstrakt (Ihr Erdelement) auf der körperlichen Ebene sortiert, aufnimmt und ausscheidet, benötigen Sie auch für die seelische und mentale Gesundheit eine sinnvolle Selektion (Seite 159).

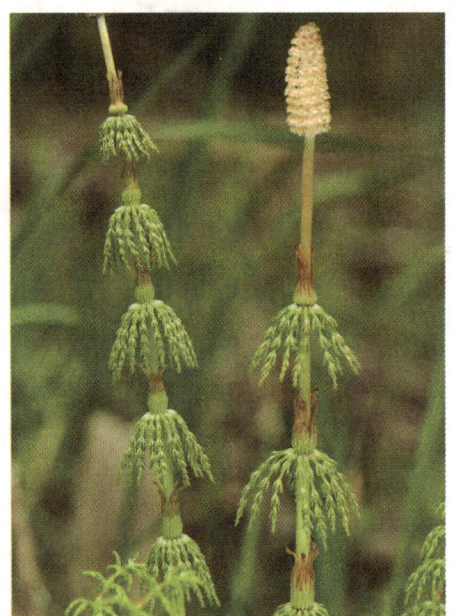

Die kunstvolle Architektur des Schachtelhalms erinnert an unser Bindegewebe – und entsprechend stärkend wirkt das Kraut.

Das Bindegewebe pflegen

Ihr Bindegewebe wird in seinen Funktionen unterstützt, wenn Sie ihm Möglichkeiten zur Reinigung anbieten. **Trinken** Sie bitte ausreichend frisches Quellwasser (ohne Kohlensäure).

Auch Heilpflanzen unterstützen das Bindegewebe bei seinen Aufgaben: Der **Schachtelhalm** (Equisetum) hilft bei Struktur- und Formbildung. Auf körperlicher Ebene unterstützt er Ihr Bindegewebe. Mit seinen energetischen Anteilen fördert er Ihr Denken und Organisationstalent. **Beinwell** (Symphytum) unterstützt alle Heilungsprozesse in Knochen und Bindegewebe. Für die Verordnung dieser Heilmittel wenden Sie sich bitte an Ihren Arzt oder Heilpraktiker.

Phantasiereise durch den Körper

Möchten Sie Ihr Bindegewebe mit Ihrer Vorstellungskraft unterstützen? Dann praktizieren Sie doch einmal die folgende Phantasiereise. Lassen Sie sich den Text vorlesen oder sprechen Sie ihn selbst auf einen Tonträger. Die Übung dauert etwa 10 Minuten.

▸ Stellen Sie sich vor, wie alle Ebenen Ihres Körpers miteinander in Verbindung stehen. Jedes Organ erfüllt seine Aufgaben. Ihr Nervensystem sorgt für die Ausführung von Aufträgen, die Kopf- und Bauchgehirn erarbeitet haben. Ihr Herz versorgt den Körper über die Blutgefäße mit Sauerstoff und anderen wichtigen Substanzen. Ihre Nieren filtern alle Flüssigkeiten und sorgen für die Ausscheidung von Unbrauchbarem. Ihr Dünndarm sortiert die Nahrung und trennt sie in Brauchbares und Unbrauchbares. Bauchspeicheldrüse, Leber und Gallenblase helfen ihm dabei mit ihren Verdauungssäften. Im Dickdarm wird dann noch einmal sortiert. Schließlich scheiden Sie alles Unnötige aus. Gleichzeitig sorgt Ihr Dickdarm für die Immunleistung. Schädliche Stoffe werden unschädlich gemacht. Nützliche Stoffe werden in die Blutbahn transportiert. Ihr Dickdarm unterscheidet eines vom anderen.

▸ Ihre Lungen nehmen beim Einatmen frischen Sauerstoff auf und geben ihn ins Blut ab. Die Blutgefäße transportieren ihn in alle Gewebe und Organe. Beim Ausatmen schicken Ihre Lungen verbrauchte, kohlendioxydhaltige Luft hinaus. Pflanzen übernehmen sie, um sie zunächst selbst zu nutzen und anschließend verwandelt zur Verfügung zu stellen. Viele weitere Organe sind an diesen komplexen Vorgängen in Ihrem Körper beteiligt, und alle stehen miteinander in Verbindung. In Ihnen lebt ein Netz von Kommunikationswegen. Stellen Sie sich dieses Netz jetzt vor.

▸ Führen Sie sich vor Augen, dass überall in Ihrem Körper große und kleine Transformations- und Informationswege existieren. Blitzschnell wird darüber alles Notwendige ausgetauscht. Und nun stellen Sie sich vor, dass alle diese Wege in ein wunderschönes, orange-gelbes Licht getaucht sind, in die Farbe des Erdelements. Dieses wunderschöne Licht breitet sich in Ihrem ganzen Körper aus. Es erreicht jeden auch noch so winzig kleinen Verbindungsweg. Wo immer das Licht ankommt, lösen sich Spannungen, Stauungen oder Blockaden. Die Kommunikation über das Wegenetz wird jetzt wieder ganz einfach.

木
火
土
金
水

▸ Um diesen Prozess zu spüren, legen Sie Ihre Hände auf den Bauchnabel. Lassen Sie Wärme und Licht von den Handflächen in Ihren Bauch strömen. Spüren Sie, wie sich eine wohltuende Entspannung im Bauchraum ausbreitet. Ihr ganzer Körper ist jetzt warm, entspannt und hell. Jetzt entspannen sich auch Ihre Gefühle und schließlich Ihre Gedanken. Alles ordnet sich harmonisch. Was Sie nicht mehr brauchen, löst sich auf und verschwindet. Was übrig bleibt, ist gut geordnet. Mit diesem inneren Bild vor Augen kommen Sie schließlich sehr entspannt und gelöst zurück in Ihr Tagesbewusstsein.

▸ Bitte nehmen Sie sich noch einen Augenblick Zeit. Achten Sie darauf, wie Ihr Atem ruhig ein- und ausfließt. Beginnen Sie langsam, Ihre Finger und Zehen zu bewegen. Helfen Sie Ihrem Körper dabei, wieder wach zu sein. Atmen Sie tief ein und aus. Öffnen Sie die Augen und kommen Sie mit Ihrem Bewusstsein wieder ganz ins Hier und Jetzt. Schauen Sie sich im Raum um. Sie sind ruhig und entspannt.

Jin Shin Jyutsu

Den Daumen halten: Schon Babys wissen, wie man mit Jin Shin Jyutsu das Erdelement harmonisiert. Sie lutschen am Daumen und verankern sich dabei in dieser Welt. Wenn Sie Ihren Daumen sanft mit den Fingern der anderen Hand umschließen, erzielen Sie ein ähnlich gutes Ergebnis.

Finger auf die Wangen: Wenn Sie die Fingerspitzen beider Hände auf die Wangenknochen legen, erreichen Sie wichtige Energiepunkte des Magenmeridians. Sorgen und Grübeleien verschwinden, und Ihr Erdelement kommt in Balance.

Wohltuende Nahrung fürs Erdelement

Mit den Lebensmitteln aus der Tabelle (rechts) beglücken Sie Ihre Milz und schenken Ihrem Erdelement einen harmonischen Energiefluss. Das fügt sich dann in den Kreislauf der Fünf Elemente und schenkt Ihnen das angenehme Gefühl, irdisch geborgen und gut genährt zu sein.

Yangisieren Sie die Lebensmittel

Um Ihr Erdelement vor störenden Qualitäten zu behüten, achten Sie bitte darauf, Ihre Nahrung mit besonders viel Energie anzureichern. Feuchtigkeit und

Kälte stören das Erdelement. Genießen Sie Speisen mit einem *hohen Yang-An-teil* (Trockenheit und Hitze), um Ausgleich zu schaffen. Sorgen Sie außerdem immer für eine *warme Leibesmitte*. Tragen Sie Kleidung, die den Nabelbereich wärmt und locker umhüllt.

Spüren Sie oft einen spontanen *Heißhunger auf Süßes?* Dies ist ein Hilfeschrei Ihres Erdelements, das unter Energiemangel leidet. Ihr Körper sendet Ihnen Signale, damit Sie ihm über Ihre Speisenwahl zu neuer Energie verhelfen. Berücksichtigen Sie diese Botschaft, belohnt er Sie mit größerem Wohlbefinden. Die Lebensmittel des Erdelements sind vorwiegend süß. Essen Sie genügend neutrale, warme und heiße Nahrung der Erde. Dann reduziert sich Ihr Verlangen nach Industriesüße von allein, und Ihr Erdelement kommt ganz ohne Disziplin und Verzicht wieder ins Gleichgewicht.

LEBENSMITTEL DES ERDELEMENTS

Kalt/kühl – Yin-betont	Neutral	Warm/heiß – Yang-betont
Öle, Fette	Hirse	Dinkel
Erbsen	Kartoffeln	Fenchel
Milchprodukte	Kalbfleisch	Rindfleisch
Birnen	Datteln	Nüsse

木
火
土
金
水

Ruhe beim Essen – und Feuer und Metall in Balance

Der Verdauungsapparat ist heute vielfältigem Stress ausgesetzt. Rasche Mahlzeiten, Fastfood-Produkte, chemische Zusatzstoffe in Lebensmitteln, Nahrung, die nach langen Transportwegen ihre Kraft eingebüßt hat, ein hektisches Leben, Sorgen – all das schwächt das Milz- und Magen-Qi. Um Ihr Erdelement auszubalancieren, sollten Sie sich angewöhnen, ruhig und genussvoll zu speisen. Ein geschwächtes Erdelement benötigt zu seiner Stabilisierung auch ein ausgewogenes Feuerelement als Fütterer. Und das folgende Metallelement sollte genügend versorgt sein, um der Erde nicht zu viel Energie zu entziehen.

Köstliche Rezepte fürs Erdelement

Bunte Burger mit Getreidebratling

150 g Gerste	und
150 g Hirse	auf ein Tuch schütten und auslesen. Einen Topf aufs Feuer stellen und bei mittlerer Temperatur erwärmen.
1 EL Öl	in den warmen Topf gießen, die Getreide einrieseln lassen und 15 Minuten rösten.
1 Knoblauchzehe	hinzufügen und auffüllen mit
900 ml heißer Gemüsebrühe.	
2 Tomaten	waschen, die Stielansätze herausschneiden und mit
1 EL Zitronensaft	sowie
1 Prise Paprikapulver	in die kochende Brühe geben. Nach 5 Minuten die Tomaten herausnehmen, häuten und in Scheiben schneiden. Das Getreide bei geschlossenem Deckel in insgesamt ca. 20 Minuten bissfest garen, dann die Knoblauchzehe entfernen und das Getreide abkühlen lassen.
1 Bd. Blattpetersilie	waschen, trocken schütteln, die Blätter abzupfen und die Hälfte hacken.
4 Salatblätter	waschen, trocken schütteln und beiseitestellen.
2 Karotten (Möhren)	putzen, schälen, waschen und würfeln.
2 Zwiebeln	putzen, schälen und würfeln. Eine große Pfanne aufs Feuer stellen und bei mittlerer Temperatur erwärmen.
2 EL Öl	darin erhitzen, die Karotten- und Zwiebelwürfel hinzufügen und braun schmoren, dann auf das Getreide geben.
2 EL gekörnte Brühe	und die gehackte Petersilie einrühren.
1 EL Paprikapulver	darüberstreuen, mit
2 EL Olivenöl	und
4 EL Minuten-Polenta	abbinden.
	Mit den Händen 4 bis 6 flache Küchlein (Pflanzerl, Buletten, Klopse) formen, in der Pfanne mit
Öl oder Butter	knusprig braun braten,
schwarzen Pfeffer	aus der Mühle zugeben und mit
Meersalz	abschmecken.

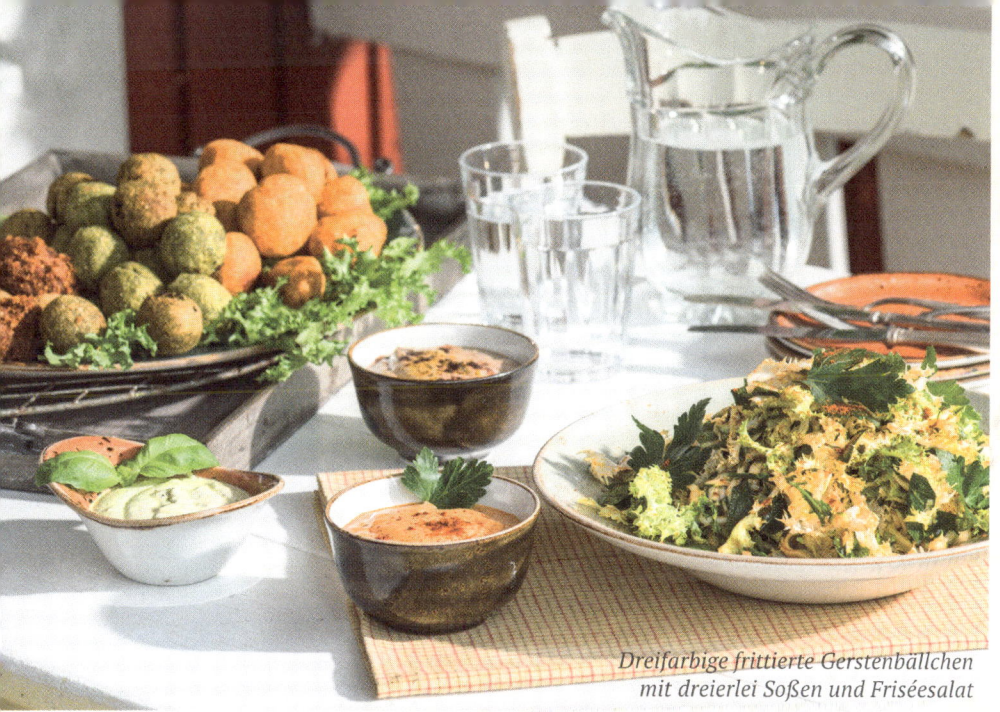

Dreifarbige frittierte Gerstenbällchen
mit dreierlei Soßen und Friséesalat

木
火
土
金
水

4 bis 6 Brötchen	halbieren und toasten,
4 EL Senf	aufstreichen, wenig
Meersalz	darübergeben und
4 EL Ketchup	darauf verteilen. Die Salat- und Petersilienblätter, Tomaten und Bratlinge zwischen die Brötchenhälften schichten.

Dreifarbige frittierte Gerstenbällchen mit dreierlei Soßen und Friséesalat

Für die Gerstenbällchen in drei Farben:

300 g Gerstenmehl	mit
600 ml heißer, kräftiger Gemüsebrühe übergießen und 15 Minuten quellen lassen.	
2 EL Tomatenmark	und
6 EL Mandelstifte	in eine Schale geben.
4 EL Spinat	hacken;
4 EL Wacholderbeeren	mit der flachen Seite eines Kochmessers zerdrücken, hacken und mit dem Spinat in eine zweite Schale füllen.
1 EL Zitronensaft	mit
2 EL Pesto	und
2 EL Paprikapulver	in einer dritten Schale verrühren;

2 Karotten (Möhren)	schälen, putzen, würfeln, in
1 EL Öl	anschwitzen und auch in die dritte Schale geben. Jeweils ein Drittel der gegarten Gerste mit den Zutaten in den Schalen vermengen. Einen Topf aufs Feuer stellen und bei mittlerer Temperatur erwärmen.
1 l Öl	in den warmen Topf gießen. Die Gerste zu Bällchen formen, nach und nach im heißen Fett portionsweise frittieren, mit dem Schöpflöffel herausheben und auf Küchenkrepp abtropfen lassen. Im Ofen bei 100 °C warmstellen.

Für die drei Soßen jeweils in einer separaten Schale verrühren:
- 1 gehackte Knoblauchzehe · 1 Prise Meersalz · 6 EL Sauerrahm · 2 EL Pesto.
- 6 EL Sauerrahm · 1 TL Zitronensaft · 1 EL Paprikapulver · 2 EL Olivenöl.
- 6 EL Sauerrahm · 1 TL Zitronensaft · 1 TL Kakao · 2 EL Olivenöl · 1 EL mildes Curry.

Für den Salat:

2 Bd. Blattpetersilie	waschen, trocken schütteln und die Blätter abzupfen.
1 Kopf Friséesalat	waschen, trocken schütteln, die Blätter mundgerecht zupfen und mit der Petersilie in eine Schüssel tun.
2 EL Olivenöl	darübergeben.
2 Zucchini	putzen, waschen und fein raspeln.
2 Zwiebeln	putzen, schälen und würfeln. Alle Zutaten in der Schüssel vermengen.
8 EL Brühe	sowie
2 EL Zitronensaft	und
1 EL Paprikapulver	darübergeben und alles gut mischen.

Geröstete Graupen mit Steckrüben-Karotten-Gemüse und Salat

400 g Gerste	auf ein Tuch schütten und auslesen. Einen Topf aufs Feuer stellen und bei mittlerer Temperatur erwärmen.
1 EL Öl	in den warmen Topf gießen,
1 Knoblauchzehe	zufügen, die Gerste einrieseln lassen und 15 Minuten rösten, dann auffüllen mit
1,5 l heißer Gemüsebrühe.	

4 Tomaten	waschen und die Stielansätze herausschneiden, mit
1 EL Zitronensaft	sowie
4 Wacholderbeeren	und
1 Prise Paprikapulver	in die Brühe geben und die Gerste bei geschlossenem Deckel in ca. 30 Minuten bissfest garen. Nach 5 Minuten die Tomaten herausnehmen, häuten und achteln. Zum Schluss die Knoblauchzehe entfernen.
2 Bd. Kerbel oder Blattpetersilie	waschen, trocken schütteln, die Blättchen abzupfen und die Hälfte davon klein hacken;
1 Friséesalat	waschen und trocken schütteln; beides beiseitestellen.

Für das Gemüse:

4 Karotten (Möhren)	und
4 Navetten (Mairüben)	putzen, schälen, waschen und würfeln.
2 Zwiebeln	schälen und würfeln. Eine große Pfanne aufs Feuer stellen und bei mittlerer Temperatur erwärmen.
2 EL Öl	darin erhitzen, dann die Karotten-, Navetten- und Zwiebelwürfel hineingeben und braun schmoren.
200 ml heiße Brühe	zugeben und die gehackte Hälfte des Kerbels (oder der Petersilie) einrühren.
2 EL Paprikapulver	darüberstreuen,
2 EL Pesto	zugeben, mit
4 EL Minuten-Polenta	abbinden und noch ca. 5 Minuten einköcheln lassen.

Für den Salat:

2 Brötchen	würfeln und in einer Pfanne mit
Öl oder Butter	knusprig braun braten.
Schwarzen Pfeffer	aus der Mühle darüberstreuen, mit
1 EL Senf	und
wenig Meersalz	abschmecken. In eine Schüssel füllen und
4 EL Zitronensaft	darauf verteilen.
	Die Friséesalatblätter, den restlichen Kerbel (oder die Petersilie) und die Tomatenachtel dazugeben, mit
6–8 EL Olivenöl	begießen und alles gut vermischen.

木
火
土
金
水

DAS METALLELEMENT

Der Spätsommer ist vergangen – nun wird es *Herbst*. *Trockenheit* breitet sich aus. Blätter und Blüten verdorren und fallen ab. Der Winter wird sie in neuen Humus verwandeln. Die Herbstenergie steht für die Kraft des *Abschieds*. Wehmut und *Trauer* legen sich über die Pracht des vergangenen Sommers. Dies ist die Zeit des Metallelements, sie dient als Vorbereitung auf das große winterliche Schweigen.

Es ist auch die Zeit der ewigen *Verwandlung*. Der Mensch beobachtet die Natur und überlässt sich größeren Zusammenhängen. Im Feuerelement hat er seine individuelle Verbindung zur Göttlichkeit gefunden. Im Metallelement taucht er in größere Räume ein. Hier kann er seine Spiritualität entfalten. Hier erkundet er, wer er wirklich ist.

Die Dichter der Neoromantik machten die immerwährende Transformation zu einem ihrer Lieblingsthemen:

Lebensringe

Ich lebe mein Leben in wachsenden Ringen,
die sich über die Dinge ziehn.
Ich werde den letzten vielleicht nicht vollbringen,
aber versuchen will ich ihn.

Ich kreise um Gott, um den uralten Turm,
und ich kreise Jahrtausende lang;
und ich weiß noch nicht: bin ich ein Falke, ein Sturm
oder ein großer Gesang.

Rainer Maria Rilke (1875–1926)

Harmonische Gefühle im Metallelement

Das Metallelement steht für die Trauer. Wer im *Kummer* verharrt, den Lebensmut verliert, vor der Hingabe an neue Lebensstufen zögert, wird unharmonisch. Übergroße Trauer schädigt den *Lungen-Funktionskreis*. Übergroße *Trockenheit*

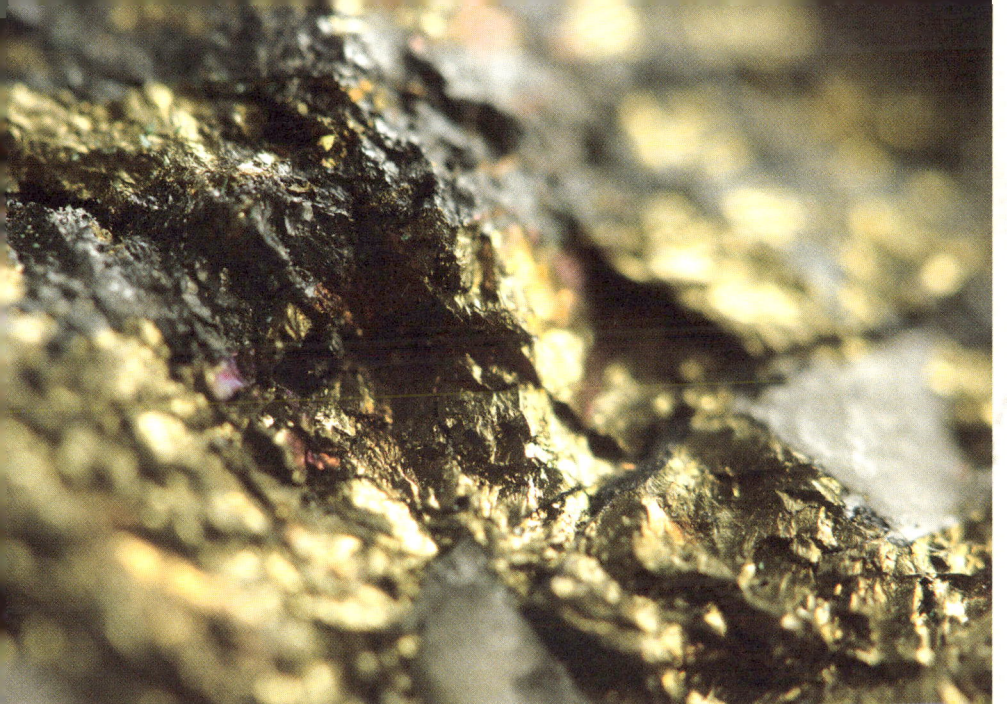

Das Metallelement steht für den Übergang von einer Stufe des Seins zur nächsten, für Abschied und Trauer. In seinem Glanz spiegeln sich die Welten in Zeiten der Wandlung.

木
火
土
金
水

stört das Gleichgewicht des Metallelements. Wie jede Emotion, so sollte auch die Abschiedstrauer der ewigen *Wandlung* des Lebens folgen. Nach einer Zeit des In-sich-gekehrt-Seins und der Stille verlangt das Lebendige wieder nach seinem Recht. Menschen, die jahrelang trauern und darüber ihre Vitalität verlieren, erfahren eine Stagnation im Metallelement. Der Lebensfluss will neue Kräfte entfalten, die sich letztlich nicht aufhalten lassen.

Gefühle erkennen und zulassen

Hier ist eine **kleine Seelenübung** fürs Metallelement:

Gibt es Gefühle, die Sie schon seit Langem unterdrücken? Nehmen Sie diese Gefühle jetzt wie lange vermisste Gäste wieder liebevoll in Ihrem Seelenhaus auf. Hören Sie, was dieser Gast Ihnen zu sagen hat und welche Lebensweisheiten er Ihnen schenken kann? Erlauben Sie, dass er seine Qualitäten in Ihr ganzes Wesen verströmt.

Sie möchten diese Gefühle nicht erfahren? Wir versprechen Ihnen eine Überraschung, falls Sie es dennoch wagen. Gefühle sind wie Wolken. Sie kommen und gehen. Wenn man es zulässt, schweben sie ganz von selbst durchs Bild.

Trauer und Abschied gehören im westlichen Kulturkreis ebenso wie Ärger und Wut zu den gesellschaftlich wenig geachteten Gefühlen. Schon früh wird Kindern gezeigt, dass Gefühlsäußerungen wie Weinen und offensichtliches Trauern unerwünscht sind. Vor allem Jungen wird dieses Seelentraining zugemutet. Wenn sie später erwachsene Männer sind, verursacht es oft große Spannungen. Die jahrelang unterdrückten Gefühle haben sich zu einem regelrechten Stausee ausgewachsen. Nach der traditionellen Fünf-Elemente-Lehre kontrolliert Metall das Holz. Analog dazu überdecken Trauer und Depression häufig eine nicht eingestandene und daher nicht ausgelebte Wut.

Gesunde Organe im Metallelement

Auf der körperlichen Ebene gehören die Organe *Lunge* und *Dickdarm* ins Metallelement. Ein *Aufseufzen* im Moment des Abschieds, das rhythmische Ein und Aus der *Atmung*, der letzte Hauch, mit dem das Leben sich verströmt – dies sind die Qualitäten der Herbstzeit, die Abschied und Neubeginn zugleich verheißen, einen vertrauensvollen Übergang von einer Stufe des Seins zur nächsten.
Die Organe des Metallelements erschaffen Brücken zwischen innen und außen. Lunge und Dickdarm widmen sich den Sortier- und Austauschprozessen des Lebens. *Haut* und *Schleimhaut* als zugeordnete Gewebestrukturen bilden körperliche Grenzen zur äußeren Welt.
Gesunde Grenzen erlauben dem Menschen, sich innerlich wohl und gleichzeitig außen geborgen zu fühlen. Wer auf entspannte Art Grenzen setzt, lässt sich nicht von anderen Menschen oder Themen überrollen. Das Metallelement aber lässt Grenzen verschwimmen. Dies ist die Wandlungsphase für Transzendenz und Auflösung (auch Erlösung). Wer sie meistert, erfreut sich einer stabilen Gesundheit von Lunge, Haut und Dickdarm.

Typische Symptome und Erkrankungen im Metallelement

Im Test rechts erfahren Sie, ob Ihr Metallelement augenblicklich im Gleichgewicht ist. Anzeichen für ein Ungleichgewicht im Metallelement sind:
- Krankheiten, die das Gefühl vermitteln, an (seine) Grenzen zu stoßen.
- Alles, was die Notwendigkeit zur Wandlung spürbar macht.

TEST: IST IHR METALLELEMENT IM GLEICHGEWICHT?

Bei einem Energieungleichgewicht im Metallelement ernähren Sie sich eine Zeit lang nach den unten stehenden Empfehlungen. Wenn Sie den Test in einigen Wochen wiederholen, wird Ihr Metallelement mehr Gleichgewicht zeigen. Zählen Sie bitte, wie viele der Aussagen zutreffen. Für jedes Ja bekommen Sie 1 Punkt.

— Ich leide an Erkrankungen der Atemwege.

— Mein Immunsystem ist geschwächt.

— Ich fühle mich traurig und bedrückt.

— Ich habe ein großes Verlangen nach scharfen Speisen.

— Ich leide unter Durchfall oder Verstopfung.

— Meine Verdauung (Stuhlkonsistenz und -häufigkeit) ist unregelmäßig.

— Abschiede fallen mir sehr schwer.

— Scharfe Speisen vertrage ich überhaupt nicht.

— Ich leide unter trockener Haut und trockener Schleimhaut.

— Ich bin verschleimt, ohne wirklich erkältet zu sein.

— Meine Freunde sagen mir, dass ich häufig seufze.

— Meine Stimme ist eher leise.

Auswertung

Kein Punkt: Glückwunsch! Ihr Metallelement ist im Gleichgewicht.

1–6 Punkte: Ihr Metallelement ist vorübergehend etwas unharmonisch. Wählen Sie neutrale und kühlende Lebensmittel aus dem Metallelement als Basis Ihres Speiseplans, Nahrungsmittel anderer Elemente als Ergänzung. Falls Sie sehr müde und energielos sind, würzen Sie mit maßvoller Schärfe, um dem Metall Energie zuzuführen: Es »verstreut die Energie«, verteilt sie im ganzen Körper.

7–12 Punkte: Ihr Metallelement ist energetisch unausgewogen. Bitte würzen Sie Ihre Speisen mit einer für Sie angenehmen Schärfe, beachten Sie dabei genau Ihr aktuelles Bedürfnis. Wenn Sie sich oft nervös und unruhig fühlen, wählen Sie bevorzugt neutrale und kühle Nahrungsmittel aus dem Metallelement. Sind Sie dagegen häufig müde, wählen Sie vorwiegend neutrale und warme Metallelement-Nahrung. Atemübungen bzw. eine Atemtherapie kann Ihr Lungen-Qi unterstützen. Es lohnt sich auch, unsere praktischen Tipps (Seite 118) ins Leben zu integrieren.

木
火
土
金
水

- Erkrankungen der Atemwege: akute und chronische Nebenhöhlenentzündungen, Schnupfen und Husten, akute grippale Infekte; Pseudokrupp und spastische Bronchitis, chronische Bronchitis, Lungenentzündung, Asthma; Zwerchfellverspannungen, die zu Atemnot führen; Hyperventilation (zu rasches Atmen aufgrund nervöser Anspannung); Lungentuberkulose.
- Erkrankungen des Dickdarms: Neigung zu Durchfall oder Verstopfung, Dysbiose (Fehlverteilung der Darmkeime) mit daraus resultierender Immunschwäche; Pilzerkrankungen des Darms mit heftigen Blähungen.
- Erkrankungen, die regelmäßig im Herbst auftreten: Herbst- und Winterdepression, Asthma in der kühlen Jahreszeit; Grippeerkrankungen; Hauterkrankungen, die immer im Herbst ausbrechen.
- Erkrankungen, die speziell mit Trockenheit einhergehen: trockene Haut und Schleimhaut; Trockenheit von Augen, Nase und Mund; Verstopfung; trockener Husten.
- Erkrankungen der Haut und Schleimhaut: trockene Ekzeme (bei heftigem Juckreiz gehören diese ins Holzelement) und Flechten; Entzündungen und Eiterungen der Haut (Akne, Impetigo, Furunkel), schwer heilende Haut nach Verletzungen; Schuppung (Psoriasis), Rötung, Reizung, »empfindliche Haut«.
- Erkrankungen und Persönlichkeitsstörungen, die mit Trauer oder Kummer einhergehen: gedrückte Lebensstimmung, Schüchternheit, häufiges Seufzen, Pessimismus, depressive Stimmungen mit Rückzugswunsch; Schwierigkeiten, sich auf neue Lebensabschnitte einzustellen und Altes loszulassen; Sammeltrieb (»nichts wegwerfen bzw. loslassen können«).
- Extremes Verlangen nach oder starke Abneigung gegen Scharfes.

Praktische Tipps für die Balance im Metallelement

Lassen Sie los und nehmen Sie Abschied

Haut und Schleimhaut, Lunge und Dickdarm – alle organischen Entsprechungen im Metallelement stellen einen *Kontakt zwischen innen und außen* her. *Grenzen* zu setzen und zu *kommunizieren* gehört zu den Aufgaben dieses Elements. Auch *Loslassen* und *Abschiednehmen* fallen in diesen Bereich. Das sind die Aufgaben Ihrer Seele für Sie! Ihr Körper zeigt Ihnen mit seinem Energiehaushalt, wo Sie noch etwas zu lernen haben.

Gemeinsam trommeln – eine Kontaktübung

Eine spannende Möglichkeit, sich selbst im Bereich der Grenzen und Übergänge zu erfahren, ist das gemeinsame Trommeln. Sicher können auch andere rhythmische Übungen wie Tanz, Gesang und gemeinsames Musizieren ähnliche Erfahrungen vermitteln, aber nichts vermittelt eine so direkte und intensive Erfahrung wie das Trommeln: Einen eigenen Rhythmus gegen oder mit einem anderen zu halten und gleichwertig zu kommunizieren – das ist eine Erfahrung, die Begegnung auf einer übergeordneten Ebene möglich macht.

Übung: Selbsterkenntnis gewinnen

▸ Nehmen Sie zwei Bögen weißes Papier und legen Sie sie etwa einen Meter voneinander entfernt auf den Boden. Blatt 1 ist Ihr eigener Platz – hier stellen Sie sich hin, um alles aus Ihrem ganz persönlichen Blickwinkel zu betrachten. Blatt 2 dagegen bietet Ihnen die Gelegenheit, sich selbst von außen bzw. mit den Augen eines anderen zu sehen.

▸ Nun wagen Sie von Ihrem Platz auf dem ersten Blatt einen Schritt aus sich heraus und stellen sich auf Blatt 2. Versetzen Sie sich im Geiste in Ihre beste Freundin, Ihren besten Freund oder einen anderen wohlwollenden Begleiter. Danach nehmen Sie Fühlung auf mit Ihrem Gegenüber: Wen sehen Sie dort auf Blatt 1? Beschreiben und charakterisieren Sie diesen Menschen. Was fällt Ihnen auf? Welchen Rat möchten Sie ihm (sich selbst) geben? Mit ein wenig Abstand erzählt Ihnen Ihre Intuition alles, was Sie wissen wollen.

Ein Ebenenwechsel passt genau zu den Themen des Metallelements. Innen und Außen, Werden und Vergehen, Abschied und Neubeginn, Transformation durch das Erleben verschiedener Standorte. Die Auseinandersetzung mit sich selbst lässt Sie reifen, und nach einer Zeit der Stille im Wasserelement beginnen Sie einen neuen Zyklus der Fünf Elemente im Holz.

Die Atmung unterstützen

Eine Stauung im Metallelement zeigt sich fast immer auch in einem disharmonischen Atemfluss. Die Symptome dieser Störung reichen von Atemnot über chronische Bronchitis bis hin zur akuten, lebensbedrohlichen Lungenentzündung. Jede Form der Atemtherapie und -gymnastik ist daher geeignet, Ihr Metallelement ins Gleichgewicht zu bringen. Auch die chinesischen Techniken des

木
火
土
金
水

Qigong und des Taijiquan verbinden einen freien Atemfluss mit harmonischen Bewegungsmustern. Alle Ihre Seinsbereiche ordnen sich darin neu.

Atementspannung über Akupunkturpunkte

Eine entspannte Atmung erzeugt einen ausgewogenen Energiehaushalt. Zwei wirksame Akupunkturpunkte können Sie für Ihre Atementspannung und die Harmonisierung Ihres Metallelements nutzen:

▶ Auf dem Brustbein zwischen den Brustwarzen befindet sich der erste wichtige Punkt. Legen Sie eine Handinnenfläche darauf. Sie werden bemerken, dass sich eine wohltuende, entspannte Wärme in Ihrem Brustkorb ausbreitet.

▶ Denken Sie sich eine Linie von der Nasenspitze über den Kopf nach hinten zur Halswirbelsäule. Eine zweite gedachte Linie verläuft quer über den Kopf von einer Ohrspitze zur anderen. Auf dem Schnittpunkt dieser beiden Linien finden Sie den zweiten Punkt. Legen Sie hier Ihre zweite Handinnenfläche auf. Spüren Sie, wie sich entspannende Wärme ausbreitet.

Erfahrene Kinderpflegerinnen in den Asthmakliniken der 1950er-Jahre wussten um die große Bedeutung dieser beiden atemwirksamen Punkte. Sie hatten immer ein weiches Tuch auf der Heizung, das sie den Kindern bei den ersten Anzeichen einer spastischen (verkrampften) Atmung auf den Kopf oder auf das Brustbein legten. So manche Asthma-Attacke ihrer kleinen Patienten konnte damit gestoppt werden. Falls Sie selbst mit einem akuten Anfall von Atemnot bei sich oder einem Angehörigen konfrontiert werden, können Sie die genannten Akupunkturpunkte wie beschrieben betreuen. Wärmen Sie sie auch täglich vor dem Einschlafen oder zwischendurch. Das Metallelement wird sich mit mehr Entspannung und Transformationskraft bedanken.

Die Atemwege befreien

Eine Dauerverschleimung der Nase, Nasennebenhöhlenentzündungen und andere Krankheiten der oberen Atemwege lassen sich oft mit einfachen Mitteln lindern. Hier stellen wir Ihnen zwei Methoden vor:

Nasenspülung: Sie bekommen eine »Nasedusche« in Apotheken und Drogerien. Geben Sie eine Prise Kristallsalz in lauwarmes Wasser, füllen Sie es in die Nasendusche und lassen Sie diese Mischung nach Anleitung durch jeweils ein Nasenloch laufen, sodass sie beim anderen Nasenloch wieder herausläuft. Damit trainieren Sie Ihre Nasenschleimhaut. Schon manch ein chronisches Nasenproblem ließ sich auf diese Weise lösen.

Nasen-Akupressur: Unter den Nasenmuscheln, rechts und links an der Falte zwischen Nase und Mundwinkel, liegt je ein wichtiger Akupunkturpunkt des Dickdarmmeridians. Reiben Sie diese Punkte mit Ihren kleinen Fingern gleichzeitig kreisförmig im Uhrzeigersinn – es darf ein wenig drücken, soll aber schmerzfrei sein. Sie werden feststellen, dass die Nase nach 30 bis 60 Sekunden frei wird und Sie wieder durchatmen können. Der Effekt hält etwa ein bis zwei Stunden an. Die Massage können Sie so oft wiederholen, wie Sie möchten.

Den Dickdarm unterstützen

Das zum Metallelement gehörende Hohlorgan ist der Dickdarm. Ähnlich wie dem Dünndarm (Seite 95) können Sie auch Ihrem Dickdarm eine wohltuende Massage zuteilwerden lassen. Die beiden Darmmassagen können Sie auch im Wechsel durchführen, so starken Sie nacheinander Feuer- (Dünndarm) und Metallelement (Dickdarm).

Dickdarmmassage: Lehnen Sie sich im Sitzen entspannt zurück und machen Sie Ihren Bauch frei. Träufeln Sie ein wenig Massageöl in Ihre Handflächen und beginnen Sie am Bauchnabel: Streichen Sie im Uhrzeigersinn in größer werdenden Kreisen über Ihren Bauch. Lassen Sie die Kreise langsam wieder kleiner werden. Lassen Sie Ihre Hände schließlich für einige Momente auf dem Bauchnabel verweilen.

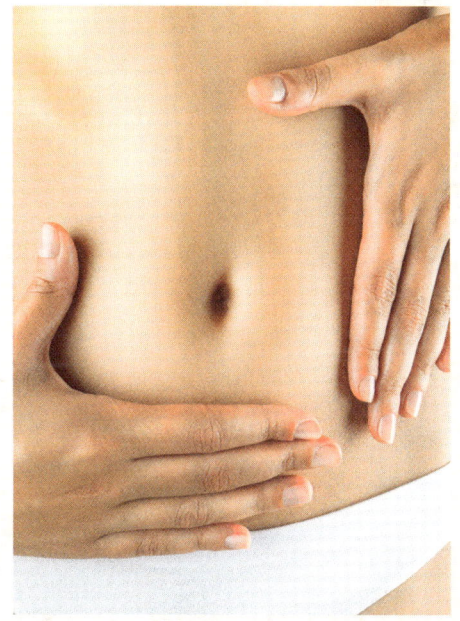

Stärken Sie Ihr Immunsystem

Das Immunsystem gehört zum Metallelement. Ihr Dickdarm sorgt für etwa 80 Prozent der Immunleistung Ihres Körpers. Er kann diese Arbeit aber nur leisten, wenn Sie ihn mit der richtigen

Eine Bauchmassage unterstützt den Darm und damit Verdauung und Immunsystem.

木
火
土
金
水

Nahrung unterstützen. Der Verzicht auf Industriezucker (alternativ: Birkenzucker oder Stevia!) und eine vollwertige, ballaststoffreiche Kost helfen Ihrem Darm. In ihm befinden sich unzählige Keime, die für ein ökologisches Gleichgewicht im Verdauungsapparat sorgen. Das kommt Ihrer Immunleistung zugute. Manche Substanzen schädigen die natürliche Keimbesiedelung im Dickdarm. Zu ihnen gehören Antibiotika, Industriezucker (auch alle Backwaren und Süßigkeiten, die damit hergestellt werden) und viele Fastfood-Produkte.

Bringen Sie also Ihre Darmkeime ins Gleichgewicht! Eine typische Reaktionskette sieht so aus: Wegen eines akuten Infektes werden Antibiotika genommen. Diese vernichten außer den Krankheitskeimen auch natürliche Darmkeime. Die Darmflora gerät durcheinander. Das zeigt sich durch heftige, schmerzhafte Blähungen, Stuhlunregelmäßigkeiten und eine erhöhte Infektanfälligkeit. Weitere Antibiotikagaben verschärfen die Situation. Der akute Infekt ist zwar beseitigt, aber der Mensch fühlt sich weiterhin krank und geschwächt.

Sollten Sie diese Symptome bei sich beobachten, suchen Sie bitte Ihren Behandler auf. Eine Symbioselenkung (medikamentöse Anfütterung der gesunden Keime) kann Abhilfe schaffen. Zusätzlich helfen Mittel, die das Immunsystem stimulieren. Informieren Sie sich zum Beispiel über den Sonnenhut (Echinacea) oder die Taigawurzel (Eleutherococcus). Bitte wenden Sie sich für eine Verordnung der genannten Heilpflanzen an Ihren Arzt oder TCM-Berater. Bei Autoimmunerkrankungen sind diese Heilpflanzen ungeeignet.

Übung: Abschied und Neubeginn

Das Metallelement steht für Loslassen, Abschied und Neubeginn – das wissen Sie bereits. Mit der folgenden Visualisierungsübung entwickeln Sie ein harmonisches, positives Verhältnis zu diesen Gefühlen. Sie hilft Ihnen dabei, Überkommenes gehen zu lassen und sich dem Neuen voller Zuversicht zu öffnen. Sprechen Sie den Text selbst auf einen Tonträger oder bitten Sie eine vertraute Person darum, ihn vorzulesen.

▸ Suchen Sie sich ein gemütliches Plätzchen, wo Sie sich bequem hinsetzen oder hinlegen können. Atmen Sie tief ein und aus und stellen Sie sich dabei vor, wie alle Hektik und Anspannung aus Ihnen hinausfließt.

▸ Ihr Körper entspannt sich und wird ruhig. Erinnern Sie sich daran, dass Sie getragen sind im großen Netz der ewigen Verbindungen. Alles, was Sie loslassen, bleibt in diesem Netz erhalten. Wann immer Sie es brauchen, steht es Ihnen wieder zur Verfügung. Es gibt nichts, was Sie verlieren könnten. Entdecken Sie das tiefe Vertrauen in sich, dass es alles für Sie gibt, was Sie brauchen. So können Sie entspannt loslassen, um Platz für Neues zu schaffen.

▶ Gibt es etwas in Ihrem Leben, das Sie schon lange gerne loslassen möchten? Dies können Gedanken sein, Gewohnheiten, eine Bindung, die sich wandeln muss, Gegenstände, ein Lebensabschnitt ... Nehmen Sie sich ausreichend Zeit, um festzustellen, was genau das ist, wovon Sie sich trennen möchten.

▶ Stellen Sie sich nun vor, dass Sie am Ufer eines friedlich dahinfließenden Stromes stehen. Zu Ihren Füßen ist ein Boot festgemacht. Alles, was Sie loslassen möchten, legen Sie jetzt in dieses Boot. Dabei spüren Sie Dankbarkeit dafür, dass all dies Ihr Leben eine Zeit lang begleitet hat und dass Sie davon lernen und profitieren durften.

▶ Nun ist es jedoch Zeit geworden, Abschied zu nehmen. Sanft lösen Sie die Bootsleine, geben dem Boot und seinem Inhalt Ihre besten Wünsche mit auf den Weg und lassen es in den Fluten davongleiten. Vom Ufer aus beobachten Sie, wie das Boot sich immer weiter entfernt und langsam Ihren Blicken entschwindet. In dem Bewusstsein, dass alles, was Sie losgelassen haben, seinen eigenen, guten Weg nehmen wird, atmen Sie tief durch und genießen das Gefühl neu gewonnener Freiheit und Leichtigkeit. Mit diesem angenehmen Gefühl im Herzen kommen Sie nun zurück ins Hier und Jetzt.

Möglicherweise entdecken Sie während der Übung, dass Sie Ihr Boot gar nicht wirklich fahren lassen möchten. Wenn das der Fall ist, erlauben Sie sich bitte das ganz bewusste Festhalten und genießen Sie es, so lange Sie möchten. Leben bedeutet ununterbrochene Wandlung. Wurde ein Prinzip erfahren und ausgekostet, entsteht ein neuer Wunsch: der Wunsch nach Freiheit. Dies ist der richtige Moment, Ihr Boot loszulassen. Jetzt sind Sie wirklich bereit, etwas aus Ihrem Leben zu entlassen.

Wärme und Feuchtigkeit

Herbst, Trockenheit und Kühle sind die klimatischen Entsprechungen des Metallelements. Pflegen Sie Ihren Lungen-Funktionskreis daher liebevoll mit viel Wärme und ausreichend Feuchtigkeit. Warme Kleidung, eine heiße Tasse Tee, eine kuschelige Decke. Wärme hilft, den Abschied vom Sommer zu vollziehen.

木
火
土
金
水

Ihr Körper braucht Zeit für diese Umstellung. Viele Krankheiten werden verhindert, wenn Sie sich warm genug anziehen.

Trockene Haut – eine Entsprechung des Metallelements – freut sich vor allem in der kalten Jahreszeit über ein pflegendes Massageöl oder eine Körperlotion nach dem Duschen oder Baden. Ausreichend Flüssigkeit und die äußere Befeuchtung von Haut und Schleimhaut (zum Beispiel mit Aloe-Vera-Gel) unterstützen die Harmonie Ihres Metallelements.

Babys und alte Menschen haben etwas gemeinsam: Ihr Lebensabschnitt entspricht dem Metallelement – es ist der Übergang von einer Welt in die andere. Daher leiden sie rascher an einer unbemerkten Austrocknung. Sie benötigen besondere Fürsorge, damit es nicht so weit kommt. Manche Krankheiten der älteren Menschen (Stoffwechselstörungen, Kreislaufprobleme, Schmerzzustände, Verwirrung) bessern sich allein durch ausreichende Flüssigkeit.

Jin Shin Jyutsu

Daumen am Ringfinger: Vielleicht ist Ihnen auf den Buddha-Skulpturen Asiens eine besondere Handhaltung des Erleuchteten aufgefallen: Der Daumen berührt den Nagel des Ringfingers und schließt damit einen Fingerkreis. Dieser Griff stabilisiert Ihr Metallelement. Dass gerade der Buddha mit dieser Handhaltung dargestellt wird, zeigt seinen Bezug zur großen Transformation, seiner Erleuchtung. Spirituelles Wachstum ist ein Aspekt des Metallelements.

Ringfinger umfassen: Sie können Ihre Ringfinger auch abwechselnd mit der anderen Hand umschließen. So balancieren Sie Ihre Metallenergie aus.

Wohltuende Nahrung fürs Metallelement

Die richtige Ernährung schenkt Ihnen neues Wohlbefinden. Richtiges Atmen bringt neue Energie – vielleicht üben Sie sich darin auch während der Küchenarbeit? Schöpfen Sie mit jedem Einatmen neue Kraft, und lassen Sie mit jedem Ausatmen alles los, was Sie nicht mehr brauchen. Schaffen Sie Platz für Neues und genießen Sie den immerwährenden Wandel des Lebens. Das Metallelement schöpft aus der Kraft der Mitte, aus dem Erdelement. Das im Fütterungszyklus folgende Wasserelement vollendet den Prozess der Wandlung und erlaubt die Schaffung neuen Lebens oder den Eintritt in einen neuen Lebensabschnitt.

LEBENSMITTEL DES METALLELEMENTS

Kalt/kühl – Yin-betont	Neutral	Warm/heiß – Yang-betont
Langkornreis	Kresse	Lauch
Zwiebeln	Knollensellerie	Senf
Radieschen	Pfirsiche	Nelken
Rettich, Kohlrabi	Gans	Huhn, Hirsch
Hase	Gemse	Curry
Pfefferminze	Bohnenkraut	Meerrettich

Die Elemente als gutes Team

Mit Lebensmitteln aus dem Metallelement füttern Sie auch das nachfolgende Wasserelement. Ein harmonisches Erdelement füttert das Metallelement. Alle Elemente arbeiten als gutes Team zusammen. Ein wenig Schärfe bringt Kraft ins Metallelement. Körper und Seele erholen sich und bereiten sich vor auf Ihre Reise zu neuen Ufern.

Köstliche Rezepte fürs Metallelement

Sellerie-Kartoffel-Rösti mit Wacholderkruste

8 große festkochende Kartoffeln sowie	
2 Karotten	und
½ Sellerieknolle	waschen, schälen, mit der Küchenreibe grob raffeln und in eine Schüssel geben.
1 TL Senfpulver	und
1 Prise Steinsalz	mit
1 TL Zitronensaft	über das Gemüse geben, alles gut mischen und mit den Händen daraus 8 flache Rösti formen.
24 Wacholderbeeren	mit der flachen Seite eines großen Kochmessers zerdrücken, klein hacken und die Rösti darin wenden. Eine Pfanne aufs Feuer stellen.

木
火
土
金
水

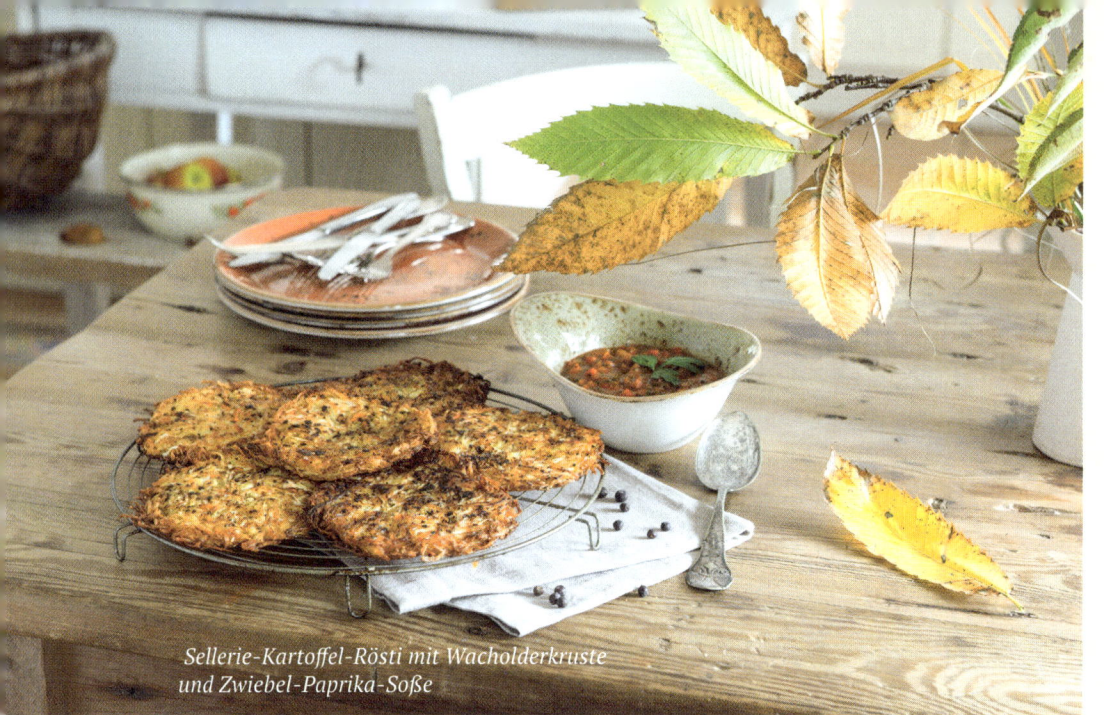

Sellerie-Kartoffel-Rösti mit Wacholderkruste und Zwiebel-Paprika-Soße

4 EL Öl (oder Süßrahmbutter) hineingeben und die Rösti darin nach und nach von beiden Seiten knusprig ausbacken. Im Backofen bei 120 °C warm halten.

Dazu passt: Zwiebel-Paprika-Soße

2 Knoblauchzehen	und
2 Zwiebeln	schälen und würfeln, im Bratfett der Rösti anbraten, mit
500 ml heißer Gemüsebrühe und	
2 EL Tomatenmark	ablöschen.
2 Bd. Blattpetersilie	waschen, trocken schütteln, klein hacken und dazugeben.
2 rote Paprikaschoten	waschen, halbieren, Stielansatz und Kerne entfernen und das Fruchtfleisch würfeln; zusammen mit
1 EL Paprikapulver	und
2 EL Minuten-Polenta	in die Brühe geben. Ohne Deckel in ca. 10 Minuten sämig einkochen.
2 EL Olivenöl	und
schwarzen Pfeffer	aus der Mühle zugeben, mit
Meersalz	und
2 EL Zitronensaft	abschmecken.

Nasi Goreng mit Eiern, Krupuk und buntem Salat

Für die Salate:

4 kleine Gurken	waschen und in Scheiben schneiden.
4 Karotten (Möhren)	putzen, waschen und mit der Küchenreibe raspeln.
2 Bd. Rucola	sowie
2 kleine Radicchio	waschen und klein schneiden.
2 Bd. Koriander	sowie
2 Bd. Kerbel	und
2 Bd. Petersilie	jeweils waschen und klein hacken. (Von dem Kerbel und der Petersilie etwas für die Reissoße beiseitestellen.)
4 Tomaten	mit kochendem Wasser überbrühen, häuten und achteln.
2 rote Paprika	waschen, putzen und fein würfeln.
	Alle Zutaten in einzelne Schalen füllen und kurz vor dem Servieren mit der Salatsoße mischen.

Für die Salatsoße:

2 Orangen und 2 Zitronen heiß waschen, die äußere Schale mit der Küchenreibe abraspeln und die Früchte auspressen. Saft und Schale mit
1 EL Paprikapulver · 200 ml Olivenöl · 1 EL Honig · 1 TL Senf · 100 ml Sojasoße und 2 EL geröstetem Sesamöl zu einer Soße verrühren.

Für die Beilagen:

8 Eier	gerade eben hart kochen, in kaltem Wasser kurz abschrecken und schälen, dann im Ofen warm halten.
400 g Nuss-Tofu	würfeln.
4 Zwiebeln	und
4 Knoblauchzehen	schälen und würfeln.
	Eine große Pfanne aufs Feuer stellen und erwärmen.
4 EL Öl	darin erhitzen, die Tofuwürfel zugeben und in ca. 20 Minuten (!) braun braten, dabei öfter wenden. Dann den Tofu herausnehmen und im Backofen bei 60 °C warm halten – ebenso wie die folgenden Beilagen.
4 Eier	im selben Öl als Spiegeleier ausbraten, aus der Pfanne herausnehmen und warm stellen.

木
火
土
金
水

4 Krabbenbrote/Krupuk (Krabbenchips aus Tapiokamehl und Shrimps, im Asia-
laden erhältlich) kurz im Öl rösten.

Die Zwiebel- und Knoblauchwürfel im restlichen Öl an-
schwitzen, zu den anderen Beilagen in den Ofen stellen.

Für die Soße zum Reis:

4 EL Butter   in einem erwärmten Topf schmelzen,
4 EL Mehl   einstreuen und 5 Minuten umrühren.
1 EL Senf   zugeben, ablöschen mit
1 l heißer Gemüsebrühe und 15 bis 20 Minuten sämig einköcheln. Dann mit
Meersalz · Zitronensaft · etwas Kerbel und Petersilie · Muskatnuss
abschmecken.

Für den Reis:

400 g Basmatireis   auf einem Tuch auslesen. Einen Topf aufs Feuer stellen.
2 EL Öl   in den warmen Topf gießen.
2 Knoblauchzehen   und
2 Schalotten   schälen, halbieren und in den Topf geben. Den Reis einrie-
selln lassen und 5 Minuten anbraten. Auffüllen mit
900 ml heißer Gemüsebrühe.
1 EL Zitronensaft   und
1 Prise Paprikapulver in die Brühe geben und den Reis bei geschlossenem Deckel
in ca. 10 Minuten bissfest garen. Dann die Knoblauchze-
hen und Schalotten entfernen.

Sie können nun den Reis und alle Zutaten in verschiedenen Schüsseln servieren. Oder Sie richten für jeden Gast
einen Teller her, auf dem Sie alles schön arrangieren. Die
Soße für den Reis reichen Sie separat dazu.

Kartoffel-Pastinaken-Ragout mit Lauchscheiben

8 Kartoffeln	und
4 Pastinaken	sowie
4 Karotten (Möhren)	putzen, schälen, waschen und grob würfeln. Einen Topf aufs Feuer stellen und die Pastinaken-, Kartof- fel- und Möhrenwürfel hineingeben.
2 Zwiebeln	schälen und würfeln, mit
3 Knoblauchzehen	und
2 Lorbeerblättern	sowie
1 EL Senfsaat	dazugeben, dann aufgießen mit
1 l heißer Gemüsebrühe.	
1 EL Zitronensaft	und
4 Wacholderbeeren	in die Brühe geben und das Gemüse bei geschlossenem Deckel in ca. 10 Minuten bissfest garen.
1 Stange Lauch	putzen, längs halbieren, gründlich waschen und in halbe Ringe schneiden. Zum Gemüse geben und weitere 3 Minu- ten kochen.
1 Bd. Kerbel oder Blattpetersilie	waschen, trocken schütteln und die Blätter ab- zupfen. Das Gemüse mit
Meersalz	abschmecken und den Kerbel bzw. die Petersilie einrühren.
1 EL Paprikapulver	darüberstreuen.

木
火
土
金
水

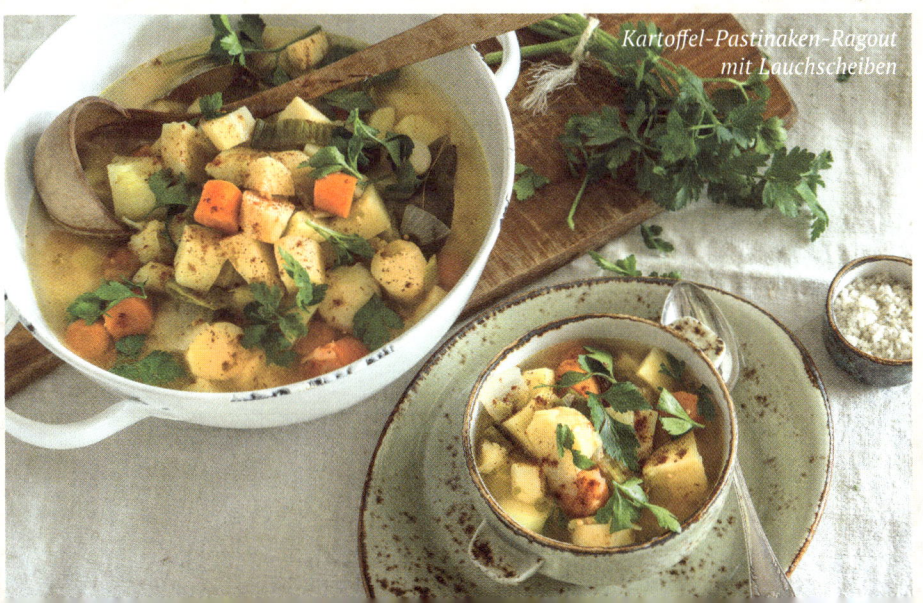

*Kartoffel-Pastinaken-Ragout
mit Lauchscheiben*

DAS WASSERELEMENT

Im *Winter*, wenn alle Natur erstorben zu sein scheint, sammelt die Erde Kraft für einen neuen Wachstumszyklus. *Dunkelheit* und *Kälte* schützen das noch unsichtbare Leben bis zum nächsten Frühling. Zu viel Kälte aber bedroht es. Wasser erstarrt zu Eis – das Wasserelement ist blockiert.

Ist Ihr Wasserelement aus dem Gleichgewicht geraten? Vielleicht ist Ihnen etwas »an die *Nieren* gegangen«? Ihre Grundfesten wurden erschüttert – *Angst* und *Furcht* sind die Folge. Angst schwächt die Nierenkraft. Ein disharmonisches Wasserelement aber erhält die Furcht aufrecht. Das Leben ist entweder »versalzen«. Oder es fehlt Ihnen am »*Salz* des Lebens«.

Harmonische Gefühle im Wasserelement

Ängstliche Menschen stehen »mit dem Rücken zur Wand«. Tatsächlich verläuft der Blasenmeridian über den gesamten Rücken. Als längste Energiebahn des Körpers überzieht er Rücken und Beine bis hinunter zu den Sprunggelenken. Durch ihn und durch den zugehörigen Nierenmeridian fließen die Energien des Wasserelements: die Energien von Niere (Speicherorgan) und Blase (Hohlorgan). Achten Sie liebevoll auf die Kraft Ihres Rückens! Ihr entspannter Rücken trägt Sie aufrecht und gelassen durch diese Welt.

Gut geschützte, gewärmte Nieren schenken Ihnen Vitalität. Die brauchen Sie, um sich Ihren Platz im Leben zu erobern. Angst und Unruhe dagegen – die Zeichen eines unausgewogenen Nieren-Funktionskreises – hindern Sie daran, das Leben zu erproben und auszukosten. Gefesselt in einem blockierten Wasserelement, vermeiden Sie den Schritt zu Ihrer dynamischen Geburt. »Dynamische Geburt« bedeutet Durchbruch und Neubeginn im Holzelement. Man braucht Mut und Tapferkeit, um die Energien des ununterbrochenen Stirb und Werde zu wagen. Im Wasserelement entwickeln Sie diese Qualitäten, während Sie sich der Stille Ihrer Neuwerdung überlassen.

Im Wasserelement drängen alle Lebenskräfte zum Licht. Im nachfolgenden Holzelement verwirklichen sie dann mit der Kraft des Frühlings eine neue Geburt. Wer seine Lebenskraft nur ängstlich im Dunkeln verbirgt, erfährt kein vol-

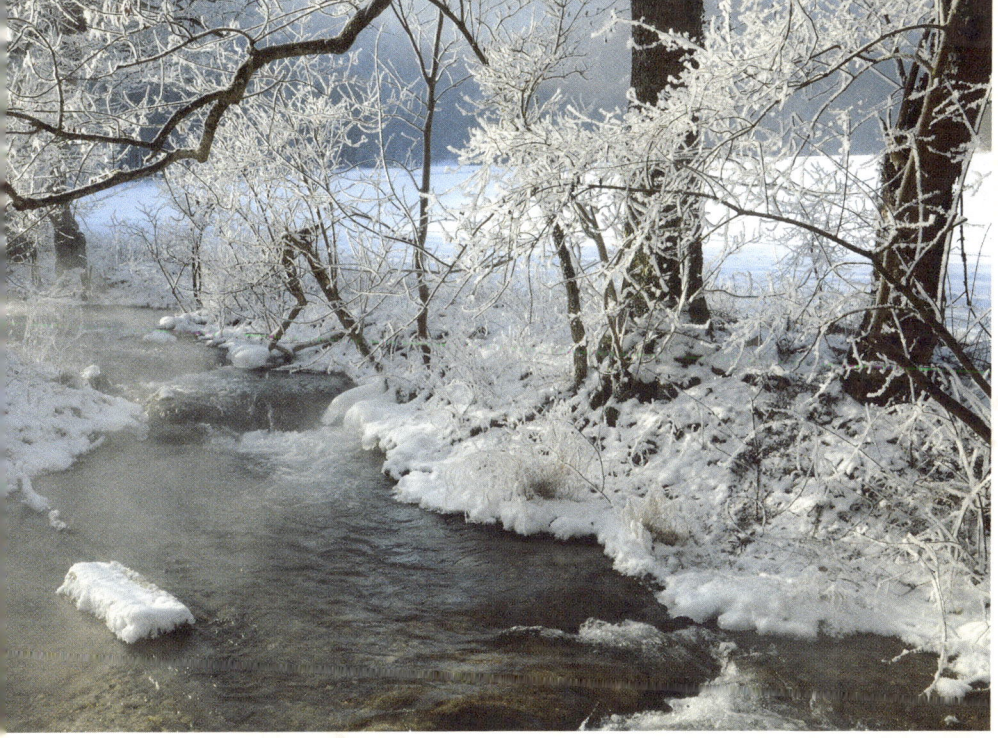

Stiller Rückzug in winterlicher Pracht: Hier findet Ihr Wasserelement ins Gleichgewicht – im Vertrauen auf das ewige Stirb und Werde und die sichere Wiederkunft des Frühlings.

木
火
土
金
水

les Schöpfungspotenzial. Wer ein Leben lang zaghaft von gewissen Chancen träumt, sie in der Realität aber regelmäßig verpasst, erlebt die Qi-Stagnation des Wasserelements. *Vertrauen* zeigt den Ausweg aus dieser Falle. Vielleicht beobachten Sie den Kreislauf der Natur, um neues Vertrauen ins Leben zu finden? Dabei löst sich Ihre Zaghaftigkeit, Ihr Wasserelement findet ins Gleichgewicht, und Sie gehen entspannt und gestärkt durch Ihr Leben.

Gesunde Organe im Wasserelement

Die Nieren, die Wasser filtern und ausscheiden, behüten laut chinesischer Philosophie die vergängliche *Lebenskraft Qi*. Jeder Mensch erhält von der Schöpfung eine begrenzte Menge an Lebenskraft. Wie in einem kleinen Topf ist sie in den Nieren gespeichert. Mit diesem Schatz muss der Mensch während seines ganzen Lebens haushalten. Ökonomie und Ressourcenschutz sind hochmoderne Grundideen der Traditionellen Chinesischen Medizin. Sogar die *Zeugungskraft* für neues Leben liegt aus ihrer Sicht in den Nieren verborgen.

Die *Erbenergie* der Nieren kann nur über zwei Wege erneuert und aufgefüllt werden: Über *Atmung* und *Nahrungsaufnahme* erhalten Sie Ihr Qi. Es lohnt sich also, Ihr Wasserelement über die Nahrung zu stabilisieren. Ein starker Nieren-Funktionskreis verspricht ein langes, vitales und erfülltes Leben.

Typische Symptome und Erkrankungen im Wasserelement

Anzeichen für ein Ungleichgewicht im Wasserelement finden Sie unter den folgenden Diagnosen und Symptomen:

- Erkrankungen infolge von Kälte oder Unterkühlung: Erkältung, Blasen- und Nierenerkrankungen aufgrund kalter Füße; allgemeines Frösteln, kalte Hände und Füße
- Asthma, das sich durch Kälte verschlimmert (diese Störung betrifft sowohl das Wasser- als auch das Metallelement)
- Rückenschmerzen und Bandscheibenprobleme
- Erkrankungen der Blase (Reizblase, Blasenentzündung)
- Nieren- und Nierenbeckenentzündung, Niereninsuffizienz
- Häufige Infekte der ableitenden Harnwege
- Nierensteine und Nierenkoliken
- Ohrenerkrankungen: Tinnitus, Hörsturz, Schwerhörigkeit, Otosklerose
- Erkrankungen der Knochen: Knochenabbau (Osteoporose), Entzündungen (Ostitis), Neigung zu Knochenbrüchen und verzögerte Knochenheilung
- Angst, Furcht, Panikattacken, Phobien (Ängste vor Menschenmengen, Tieren, engen Räumen, großen Plätzen; Höhenangst), ängstliche Grundstimmung. Existenzängste (besonders dann, wenn kein Anlass dazu besteht). Angst um die Gesundheit (die eigene oder die der Angehörigen). Schreckhaftigkeit, Prüfungsangst, Angst vor Neuem und Unbekanntem
- Erkrankungen und Probleme, die immer im Winter auftauchen: Erkältungen über die gesamte Winterzeit, Blasen- und Nierenerkrankungen, Husten und Asthma, die grundsätzlich in der kalten Jahreszeit einsetzen; Wintergrippe; Hauterkrankungen, die sich im Winter verschlimmern (wie Schuppenflechte)
- Extreme Vorliebe für oder Abneigung gegen Salziges.

Mithilfe des folgenden Testes erfahren Sie, ob Ihr Wasserelement zurzeit im Gleichgewicht ist.

TEST: IST IHR WASSERELEMENT IM GLEICHGEWICHT?

Falls dies nicht der Fall ist, brauchen Sie Unterstützung durch **Wärme** und die richtige Nahrung. Halten Sie sich einige Wochen lang an die nachfolgenden Empfehlungen und machen Sie den Test anschließend noch einmal. Zählen Sie bitte, wie viele der Aussagen auf Sie zutreffen. Für jedes Ja gibt es einen Punkt.

— Ich erkälte mich rasch.

— Ich benötige viel Salz.

— Alles Neue ist mir unheimlich.

— Ich leide unter chronischer Erschöpfung.

— Ich hätte gern mehr sexuelles Verlangen.

— Ich leide unter Kreuzschmerzen.

— Ich muss häufig Wasser lassen.

— Ich habe rasch eine gereizte Harnblase.

— Meine Freunde bezeichnen mich als ängstlich.

— Ich habe nächtliche Schweißausbrüche mit Kältegefühl.

— Ich friere viel und benötige eine Hülle mehr als andere.

— Ich liebe heiße Außentemperaturen.

Auswertung

Kein Punkt: Glückwunsch! Ihr Wasserelement ist im Gleichgewicht.

1–6 Punkte: Ihr Wasserelement ist phasenweise im Ungleichgewicht. Bitte essen Sie täglich Nahrungsmittel aus den Kategorien neutral, warm und heiß des Wasserelements. Nehmen Sie die kühlen und kalten Nahrungsmittel des Wasserelements nur in Ausnahmefällen zu sich; sollten Sie ab und zu ein besonderes Verlangen danach haben, ist es wichtig, sie vor dem Genuss zu yangisieren.

7–12 Punkte: Ihr Wasserelement braucht Unterstützung. Bitte wählen Sie immer neutrale, warme und heiße Lebensmittel aus dem Wasserelement. Verzichten Sie so lange auf kühlende und kalte Lebensmittel, bis Sie wieder eine wohlige Körperwärme spüren. Yangisieren Sie Ihre Nahrung. Trinken Sie mehrmals am Tag ein Glas heißes, 15 Minuten lang gekochtes Wasser. Halten Sie Ihre Füße immer warm, tragen Sie warme Socken – falls nötig, auch im Bett: Der Nierenmeridian beginnt in der Mitte der Fußsohlen und braucht eine Extraportion Energie.

木
火
土
金
水

Praktische Tipps für die Balance im Wasserelement

Ihr Wasserelement ist nicht in Balance und Ihr Nieren-Qi-Speicher nicht ausreichend gefüllt? Hier finden Sie weitere unterstützende Tipps!

Eine Visualisierungsübung von großer Kraft

Möchten Sie die psychische Seite Ihres Wasserelements tiefer erforschen? Dann genehmigen Sie sich ein wenig Zeit für die folgende Übung.

▶ Welche Ihrer Ideen und Ziele schlummern derzeit noch im Dunkeln, weil Sie sich die Verwirklichung bisher nicht zugetraut haben?

▶ Stellen Sie sich vor, dass eine gute Fee Ihnen alle Fertigkeiten verleiht, die Sie benötigen, um die ersten Schritte zu tun: Mut, Selbstvertrauen, Zuversicht, Neugierde …

▶ Drehen Sie innerlich einen kleinen Film, der die Verwirklichung Ihres Ziels zeigt. Malen Sie sich alles so schön aus, wie Sie nur können. Stellen Sie sich vor, was Ihre Freunde und Bekannten sagen werden, wenn sie Sie so erleben. Spüren Sie, wie es sich anfühlt, Ihr Ziel erreicht zu haben.

▶ Genießen Sie das Gefühl, dass im Kosmos alles vorhanden ist, was Sie sich wünschen. Freuen Sie sich auf Ihren Frühling, der aus dem gestärkten Wasserelement erblühen wird.

Den Bewegungsapparat stärken durch Rolfing

Die Knochen gehören zum Wasserelement. Knochen und Skelett, Struktur und Form sind Bausteine des Lebens auf seiner substanziellen, Yin-haften Seite. Sehnen und Bänder (Holz) verbinden Knochen (Wasser) und Muskeln (Holz) miteinander. Ein angespannter Muskel erzeugt Sehnenverkürzungen und setzt auf diese Weise den Knochen unter Spannung. Gestaute Energie im Holzelement (Sehnenverkürzung) »raubt« dem Wasserelement (Knochen) seine Kraft. Eine der wirksamsten Techniken, um Knochen und Bindegewebe in Harmonie zu bringen, ist das nach ihrer Begründerin Ida Rolf benannte »Rolfing« (Weblink zu mehr Infos siehe Seite 174). Durch diese intensive manuelle Behandlung des Bindegewebes lassen sich viele Beschwerden des Bewegungsapparates lindern oder auflösen. Bringen Sie Ihre Strukturen in Harmonie und genießen Sie die entspannte Kraft im Wasserelement!

Unterstützen Sie Ihre Nieren mit Nahrung und Wärme

Niere und Blase sind die dem Wasserelement zugeordneten Körperorgane. Ihre Nieren speichern das Erb-Qi – Ihre kostbare Lebenskraft. In der Kraft des Wasserelements steckt Ihre Lebensbasis. Jeder Speiseplan sollte daher genügend Yin- und Yang-stärkende Anteile aus dem Wasserelement enthalten. Yin und Yang bedingen sich gegenseitig. Eine harmonische Nierenenergie benötigt reichlich Nahrung dieser beiden polaren Kräfte.

Auch der westliche Kulturkreis versteht die Nieren als grundlegende Kraftquelle. »Halte deine Nieren warm!« Diese Ermahnung erhielt früher fast jedes Kind. Kälte ist die Klimaqualität des Wasserelements. Der Winter ist die ihm zugeordnete Jahreszeit. Ihr Harnwegssystem leidet unter jeder Art von Kälte, wenn Sie es nicht sorgfältig schützen. Mädchen und Frauen erkranken bei Unterkühlung besonders rasch an einer Blasenentzündung. Ihre Harnröhre ist kürzer als die männliche und deshalb vielleicht auch anfälliger. Geben Sie Ihrer Gesundheit Priorität vor modischen Aspekten. Es lohnt sich! Ein warmer Pullover oder eine kuschelige Weste, vielleicht ein Angora-Unterhemd und lange Unterhosen im Winter, ein Seidenschal unter dem Hemd gegen Zugluft und warme Socken (der Nierenmeridian entspringt an der Fußsohle) unterstützen die Nieren und bringen Ihr Wasserelement ins Gleichgewicht.

Moxabehandlungen

Moxibustion, eine Wärmebehandlung aus der Traditionellen Chinesischen Medizin, versorgt die Nieren mit neuer Kraft. Moxa erwärmt und energetisiert die menschlichen Energiebahnen. Aus traditionell chinesischer Sicht stärkt diese Behandlung Ihr Qi. Fühlen Sie sich erschöpft und angespannt? Dann wird Sie diese Therapie angenehm müde machen. Sie verschafft Ihnen mühelos einen erholsamen Kraftschlaf. Wer nicht besonders erschöpft ist, erlebt einen Aktivitätsschub. Alle Behandler der Traditionellen Asiatischen Medizin bieten Ihnen diese angenehme Therapie.

Sie können Moxabehandlungen aber auch leicht selbst durchführen:

▸ Besorgen Sie sich in der Apotheke eine Moxazigarre. Das ist eine Stange aus chinesischem Artemisiakraut. Die Pflanze entstammt der Beifuß-Familie.

▸ Zünden Sie die Zigarre an und erwärmen Sie damit etwa 5 Minuten lang aus einem Abstand von 5 Zentimetern die Mitte Ihrer Fußsohlen.

木
火
土
金
水

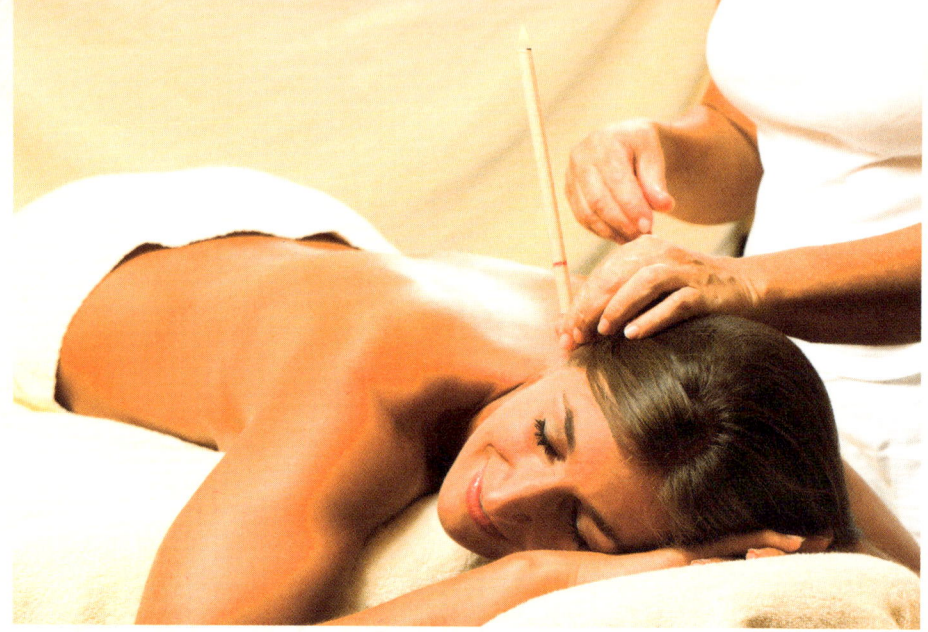

Tiefe Entspannung und Wärme stärken das Wasserelement. Hopi-Ohrkerzen wirken über den Hörsinn, der zum Wasser gehört, ganzheitlich wohltuend.

▶ Führen Sie die erste Moxabehandlung am Vormittag durch. Falls Sie sich danach aktiver fühlen, bleiben Sie bei dieser Zeit. Werden Sie dagegen schläfrig, verlegen Sie die Behandlung lieber auf den Abend. Dann können Sie anschließend Ihre angenehme Nachtruhe genießen.

Vorsicht: Sehr erschöpfte Menschen mit Hitzezeichen (ein Yang-Stau: Herzklopfen, heißer Schweiß, nächtliche Unruhe, Hektik, Mundtrockenheit) müssen auf Moxabehandlungen verzichten! Bitte wenden Sie sich an einen erfahrenen TCM-Therapeuten, wenn Sie sich über Ihre Situation nicht ganz im Klaren sind.

Die Ohren erfreuen

Das Ohr ist dem Wasserelement zugeordnet. Seit einigen Jahrzehnten werden visuelle Reize durch die Medien enorm betont und gefördert. Dadurch erleben Untersuchungen zufolge nur noch etwa 15 Prozent der Menschen akustische Sinneseindrücke als dominant. Noch vor 120 Jahren (vor nur vier Generationen!) gab es auch in Mitteleuropa eine »hörende und erzählende« Kultur. Sehr viele Menschen konnten damals weder lesen noch schreiben. Also erzählte man sich Geschichten, und die Jüngeren lauschten den Älteren. Entwicklungsgeschichtlich wanderte die Menschheit dann in wenigen Generationen vom Wasserelement (Ohr) zum Holzelement (Auge).

Am besten nehmen Sie sich ab und zu Zeit für eine »Ohrenpflegestunde«:

- Setzen Sie sich entspannt hin, schließen Sie die Augen und lauschen Sie einfach allen Geräuschen, die Ihr Gehör aufnimmt. Sie werden überrascht sein, was es alles zu entdecken gibt. Auch das, was Sie normalerweise überhören!
- Gönnen Sie sich ab und zu Entspannung mit klassischer Musik. Vor allem Barockmusik entspricht dem menschlichen Herzrhythmus. Ein entspanntes Ohr (Wasser) reguliert und stimuliert die Freude des Herzens (Feuer).
- Nutzen Sie Hopi-Ohrkerzen zur Erholung Ihres Hörorgans.

Entwickeln Sie die Kraft der Vision

Geborgenheit, Zuversicht, Halt und Sicherheit, in sich ruhen im Vertrauen darauf, dass das Leben gut für Sie sorgt: Dies sind die Qualitäten eines ausgeglichenen Wasserelements. Aus ihm entspringt die Kraft der Vision – der zuversichtliche und inspirierte Blick in Ihre Zukunft.

Beobachten Sie die Rhythmen der Natur. Hier finden Sie den harmonischen Wechsel aller Zustände und Qualitäten. Dauernde Veränderungen gehören dazu. Im Leben gibt es nur eine Konstante: Alles ändert sich! Je mehr Sie sich im Hier und Jetzt verankern und so auf die Zukunft ausrichten, desto sicherer und zuversichtlicher fühlen Sie sich.

Forschungsprojekte des amerikanischen Psychologen Robert Dilts zeigen, dass allein die Vision eines glücklichen, gesunden Lebenswegs und Lebensabends große Kraft spendet. Glückliche Menschen in hohem Lebensalter haben diesen Untersuchungen zufolge einige interessante Gemeinsamkeiten. Möchten Sie sich ein glückliches Leben bis ins hohe Alter hinein erschaffen? Dann lernen Sie von diesen Menschen und praktizieren Sie die folgenden Schritte:

- Entwickeln und pflegen Sie eine angstfreie, erfreuliche Vision von Ihrem eigenen hohen Lebensalter.
- Unternehmen Sie täglich etwas Nützliches – egal wie alt Sie sind. Menschen wollen einen Beitrag leisten, sie fühlen sich glücklich und erfüllt damit.
- Singen Sie täglich. Musik vertreibt Ängste und stärkt die Nieren. Das Singen gehört zum Erdelement. Es erdet Sie!
- Genießen Sie regelmäßig Erotik und Sexualität – zumindest in Ihrer Vorstellung. Falls das nicht so einfach ist, entwickeln Sie auch diesbezüglich Ihre persönliche Vision.

木
火
土
金
水

Visualisierungsübung: Meine glückliche Zukunft

Diese Entspannungsübung unterstützt ein gesundes, langes Leben. Sprechen Sie den Text auf einen Tonträger oder lassen Sie sich ihn vorlesen.

▶ Suchen Sie sich ein gemütliches Plätzchen, an dem Sie sich gut entspannen können und für die nächsten 20 Minuten ungestört sind (eventuell Türklingel und Telefon abstellen).

▶ Atmen Sie tief ein und aus – und lassen Sie mit dem Ausatmen alle Spannungen aus Ihrem Körper fließen.

▶ Stellen Sie sich nun Ihren Lebensweg vor, der sich wie ein Band vor Ihnen ausgebreitet. Wenden Sie Ihren Blick für einen Moment in die Vergangenheit – und lassen Sie ihn dann weit in die Zukunft schweifen.

▶ In Ihrer Vorstellung besteigen Sie jetzt einen kleinen Ballon und schweben hoch hinauf in den Himmel, um Ihren Lebensweg aus diesem Abstand zu betrachten. Unternehmen Sie einen kleinen Ausflug in die Vergangenheit oder in die Zukunft und beobachten Sie dabei Ihren Lebensweg unter sich. Nehmen Sie alles wahr, was es zu entdecken gibt, und genießen Sie die angenehme Distanz von Ihrem hohen Beobachtungspunkt aus.

▶ Um noch mehr Sicherheit und Vertrauen zu entwickeln, tauchen Sie nun Ihre gesamte Lebenslinie in ein farbiges Licht, das Ihnen angenehm ist. Ihr Unterbewusstes wird Ihnen die Farbe zeigen, die Ihnen Heilung und Kraftgewinn schenkt. Stellen Sie sich vor, dass dieses leuchtende, wunderschön farbige Licht wie aus einer großen Himmelsdusche herabkommt und Ihren gesamten Lebensweg badet, reinigt, heilt und stärkt.

▶ Von Ihrem Beobachtungsplatz aus lassen Sie den Blick nun noch einmal weit in die Zukunft hinein schweifen. Vielleicht entdecken Sie dort sich selbst im hohen Lebensalter? Im Kreise Ihrer Lieben, körperlich, seelisch und mental in Harmonie? Sehen Sie, wie Sie sich einigen sehr erfüllenden Aufgaben widmen. Spüren Sie die Freude, die Ihr ganzes Wesen dabei durchströmt. Sie führen ein wertvolles, lohnendes Leben!

▶ Vielleicht schenkt Ihnen Ihr Unbewusstes jetzt auch noch einen kleinen Hinweis darauf, was Sie in Ihrer aktuellen Gegenwart besonders beachten sollten? Einen Hinweis, wie sich diese schöne Zukunft am besten entfalten kann ... Genießen Sie dabei noch einmal die Kraft, die aus diesem in Licht getauchten Lebensweg zu Ihnen strömt.

▶ Nehmen Sie sich zum Abschluss einen Augenblick Zeit und achten Sie auf Ihren Atem, wie er ruhig ein- und ausfließt. Bewegen Sie langsam die Finger und Zehen, um Ihrem Körper zu helfen, wach und offen zu werden. Atmen Sie tief ein, öffnen Sie die Augen und kommen Sie mit Ihrem Bewusstsein wieder ganz ins Hier und Jetzt, indem Sie sich im Raum umschauen.

Übung: Die Nieren mit Wärme füllen

Hier ist eine weitere Entspannungsübung für Sie. Praktizieren Sie sie und balancieren Sie die Kraft Ihres Wasserelements aus.

▶ Stellen Sie sich vor, wie Ihre Nieren gut geschützt rechts und links unterhalb Ihrer hinteren Rippen liegen. Das ist die Region am Rücken, wo der knöcherne Oberkörper an die weiche Lendengegend reicht.

▶ Legen Sie die Handinnenflächen genau dorthin, und sehen Sie dabei vor Ihrem geistigen Auge, wie die Wärme Ihrer Hände in einem heißen Strom ins verborgene Dunkel (Wasserelement) der Nierenregion fließt. Ihre Nieren saugen diese Kraft tief in sich ein. Sie füllen sich mit Wärme und füttern ganz entspannt Ihren Organismus mit Lebenskraft.

Sie dürfen darauf vertrauen, dass das Leben Gutes für Sie bereithält. Erträumen Sie sich einen glücklichen Lebensweg – Ihre Vision erschafft Wirklichkeiten.

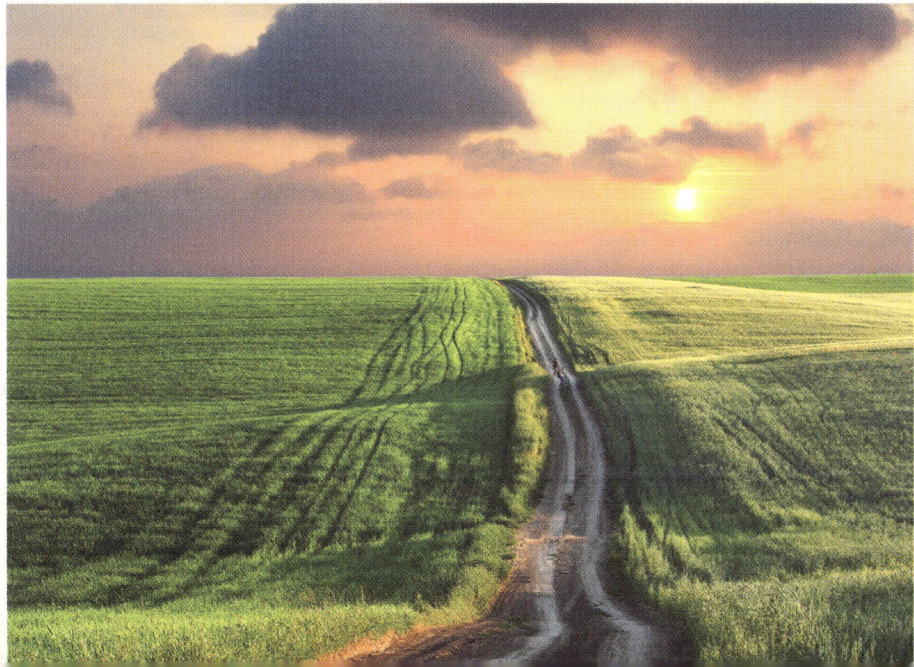

Übung: Mein Lebenshaus – die Energie aller Elemente stärken

Stellen Sie sich vor, der Kreislauf der Fünf Elemente wäre Ihr Lebenshaus. Mit Ihrem Fünf-Elemente-Speiseplan und den hier vorgestellten Übungen erschaffen Sie ihm ein gesundes Fundament. Pflegen Sie den harmonischen Fluss Ihrer Lebensenergie und genießen Sie Ihr wunderschönes Zuhause!

Inzwischen haben Sie ja alle fünf Elemente gründlich kennengelernt: Holz, Feuer, Erde, Metall und Wasser. Fünf ursprüngliche Kräfte, die Ihr Leben gestalten. Sie wissen, was die einzelnen Elemente brauchen und wie man sie gut bei ihrer Arbeit unterstützt.

Nehmen Sie sich nun bitte einige Augenblicke Zeit, um den gesamten Zyklus der Fünf Elemente in Ihrem Körper zu betrachten:

▸ Ihre Erbenergie Qi wohnt in den Nieren. Im mittleren Rücken breitet sich Wärme aus, wenn Sie Ihre Aufmerksamkeit dorthin richten. Diese Energie möchte fließen. Nacheinander versorgt sie alle anderen Organe mit Kraft.

▸ Spüren Sie, wie die Energie aus den Nieren in die Leber fließt. Richten Sie Ihre Aufmerksamkeit auf den rechten Oberbauch und spüren Sie eine prickelnde Lebendigkeit in der Lebergegend.

▸ Von hier aus strömt das Qi in Ihren Herzraum. Ihr Brustkorb entspannt sich, und Sie lächeln still in sich hinein.

▸ Nun strömt die Energie in den linken und mittleren Oberbauch zu Milz und Bauchspeicheldrüse. Ihr Bauchraum entspannt sich und füllt sich mit Kraft.

▸ Von hier aus fließt Ihre Lebenskraft in die Lungen. Sie atmen neues Qi ein, das sich sofort in den Kreislauf der Elemente einfügt. Ihr Qi füllt die Nieren erneut mit lebendiger Kraft.

▸ So bildet die Energie das Haus Ihres körperlichen Lebens. Mit unendlicher Weisheit erneuert es sich ununterbrochen. Gleichzeitig verbindet es Sie mit dem großen Lebensraum der Schöpfung. Innen wie außen – Sie sind Teil eines kosmischen Lebenswunders!

Jin Shin Jyutsu

Sie möchten Ihre Ängste mildern, Ihr Vertrauen stärken und Ihr Wasserelement ins Gleichgewicht bringen?

Zeigefinger halten: Umschließen Sie Ihren Zeigefinger täglich für einige Minuten mit den Fingern der anderen Hand. Abwechselnd rechts und links – wie es Ihnen gerade in den Sinn kommt. Machen Sie das Fingerhalten zu einer Gewohnheit. Sie werden sich ganz sicher belohnt fühlen!

Nacken und Stirn halten – ein weiterer sehr beruhigender Griff: Legen Sie eine Hand in den Nacken und die andere auf die Stirn. Entspannen Sie sich und genießen Sie so täglich ein paar Minuten ganz für sich!

Wohltuende Nahrung fürs Wasserelement

Das Nieren-Qi bildet die Basis Ihres Lebens. Es sollte immer gut gepflegt und unterstützt werden. Ist es im Gleichgewicht, spüren Sie eine wohlige Körperwärme und frische Lebensfreude. Mühelos und voll Heiterkeit gestalten Sie damit Ihre täglichen Aufgaben. Aber neben dem Wasserelement sollten sich natürlich auch alle anderen Elemente im Gleichgewicht befinden, um den harmonischen Energiefluss Ihres Organismus zu gewährleisten. Eine ausgewogene Speisenkomposition berücksichtigt die Bedürfnisse aller fünf Elemente.

Fisch und das Metallelement zur Stärkung

Speziell der Verzehr von Fisch, aber auch vieler anderer Lebensmittel fördert dieses Element. Das Metallelement füttert das Wasserelement, daher braucht es eine ebenso sorgsame Pflege. Entwickeln Sie Ihre Lieblingsrezepte oder kochen Sie gleich eine der Kompositionen auf den nächsten Seiten nach.

木
火
土
金
水

LEBENSMITTEL DES WASSERELEMENTS

Kalt/kühl – Yin-betont	Neutral	Warm/heiß – Yang-betont
Gerste	Pflaumen	Auberginen
Soja	Möhren	Himbeeren
Seezunge	Muscheln	Schwein
Scholle	Hering	Makrele
Steinbutt	Karpfen	Brasse
Kalbsniere	Wels	Aal

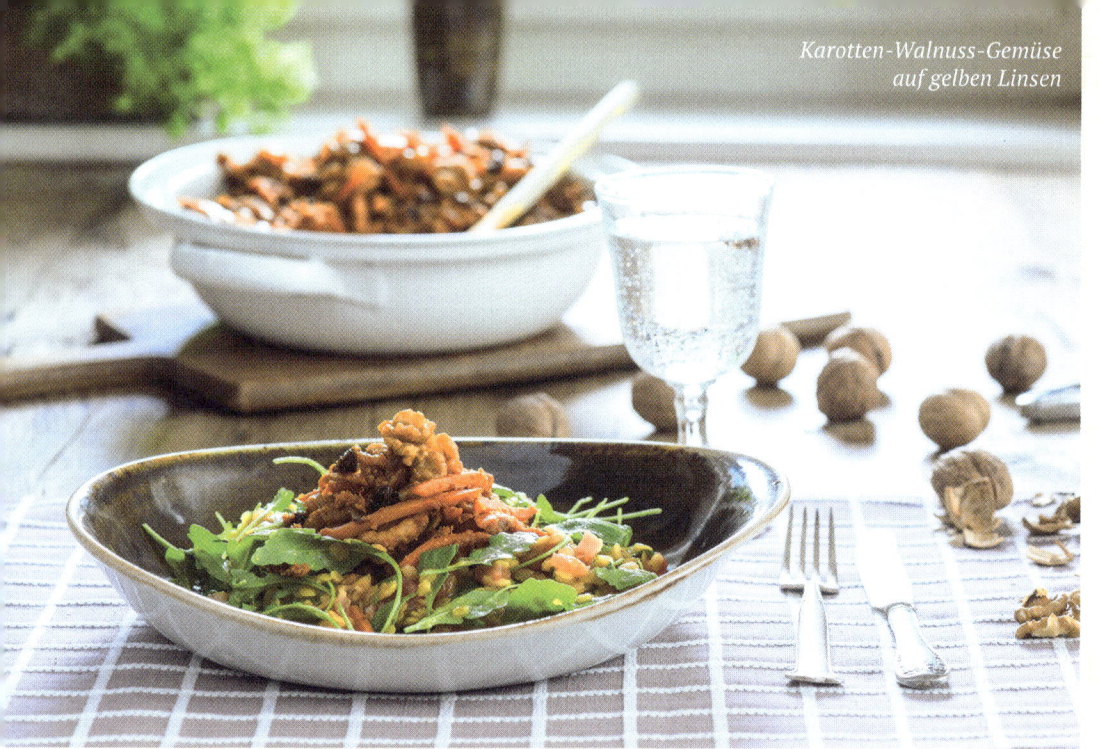

Köstliche Rezepte fürs Wasserelement

Karotten-Walnuss-Gemüse auf gelben Linsen

Für die Linsen:

300 g gelbe Linsen	auf einem Tuch auslesen. Einen Topf aufs Feuer stellen.
1 EL Öl	in den warmen Topf gießen,
1 Knoblauchzehe	zufügen, die gelben Linsen einrieseln lassen und 5 Minuten anrösten, dann auffüllen mit
800 ml heißer Gemüsebrühe.	
4 Tomaten	waschen und die Stielansätze kegelförmig herausschneiden. Mit
1 EL Zitronensaft	sowie
2 Wacholderbeeren	und
1 Prise Paprikapulver	in die Brühe geben. Die Linsen bei geschlossenem Deckel in ca. 10 Minuten garen. Bereits nach 5 Minuten die Tomaten herausnehmen, häuten, würfeln und beiseitestellen. Am Ende der Garzeit die Knoblauchzehe entfernen.
2 Bd. Rucola	waschen, trocken schütteln und klein schneiden.

Für das Gemüse:

8 Karotten	putzen, schälen, waschen und stifteln.
4 Zwiebeln	putzen, schälen und in Würfel schneiden.
	Eine große Pfanne aufs Feuer stellen und bei mittlerer Temperatur erwärmen.
2 EL Öl	darin erhitzen, dann die Karottenstifte und Zwiebelwürfel zugeben und braun schmoren, mit
400 ml heißer Brühe	ablöschen.
2 EL Paprikapulver	darüberstreuen, mit
2 EL Olivenöl	und
4 EL Minuten-Polenta	abbinden.
200 g Walnusskerne	und (nach Gusto)
100 g Rosinen	hinzufügen.
Schwarzen Pfeffer	aus der Mühle,
3 TL Currypulver	sowie
2 EL Senfkörnern	zugeben und mit
Meersalz	abschmecken.
	Tomaten und Rucola vorsichtig unter die Linsen heben und auf den Tellern kreisförmig anrichten. In die Mitte eine Mulde drücken und das Karotten-Walnuss-Gemüse hineingeben.

Rote Adzukibohnen mit Gemüse und Shoyu

500 g Adzukibohnen	auf ein Tuch schütten und auslesen. 4 Stunden einweichen lassen und dann das Wasser abgießen.
	Einen Topf aufs Feuer stellen.
1 EL Öl	in den warmen Topf gießen.
1 Knoblauchzehe	und
4 Schalotten	schälen, würfeln und im Öl anschwitzen. Die Adzukibohnen hinzugeben und auffüllen mit
1 l heißer Gemüsebrühe.	
4 Stangen Staudensellerie	waschen und quer in feine Scheiben schneiden, mit
1 EL Zitronensaft	
1 EL Natronpulver	

木
火
土
金
水

2 Wacholderbeeren	und
1 Prise Paprikapulver	in die Brühe geben. Die Bohnen bei geschlossenem Deckel in ca. 40 Minuten bissfest garen.
2 EL Olivenöl	darübergießen.
2 Karotten	putzen, schälen, waschen und mit der Küchenreibe raspeln, auf die Bohnen streuen, mit
Pfeffer	aus der Mühle,
4 EL Shoyu (milde Sojasoße) sowie	
2 EL Sesamöl (geröstet) mischen.	
1 Bd. Lauchzwiebeln	putzen, waschen, in feine Ringe schneiden und über die Bohnen geben.

Ziegen-Crostini mit Pickles

Für die Pickles:

1 EL Öl	in einen erwärmten Topf gießen.
1 Knoblauchzehe	sowie
4 Lorbeerblätter	und
2 EL Senfkörner	zufügen und auffüllen mit
1,5 l heißer Gemüsebrühe.	
16 Kirschtomaten	waschen, die Stielansätze kegelförmig ausschneiden, mit
4 EL Zitronensaft	und
16 Wacholderbeeren	in die Brühe geben. Die Tomaten bei geschlossenem Deckel in ca. 3 Minuten bissfest garen, dann herausnehmen.
2 Möhren	und
2 Petersilienwurzeln	sowie
1 Stück Sellerie	putzen, schälen und in fingerdicke Scheiben schneiden; in der Brühe in 5 Minuten bissfest garen, dann herausheben.
24 Perlzwiebeln	schälen und in derselben Brühe 3 Minuten lang garen. Die Knoblauchzehe entfernen. Ein großes Glas mit den Gemüsen füllen, die Tomaten obenauf legen, mit der Brühe auffüllen, noch heiß verschließen und abkühlen lassen.

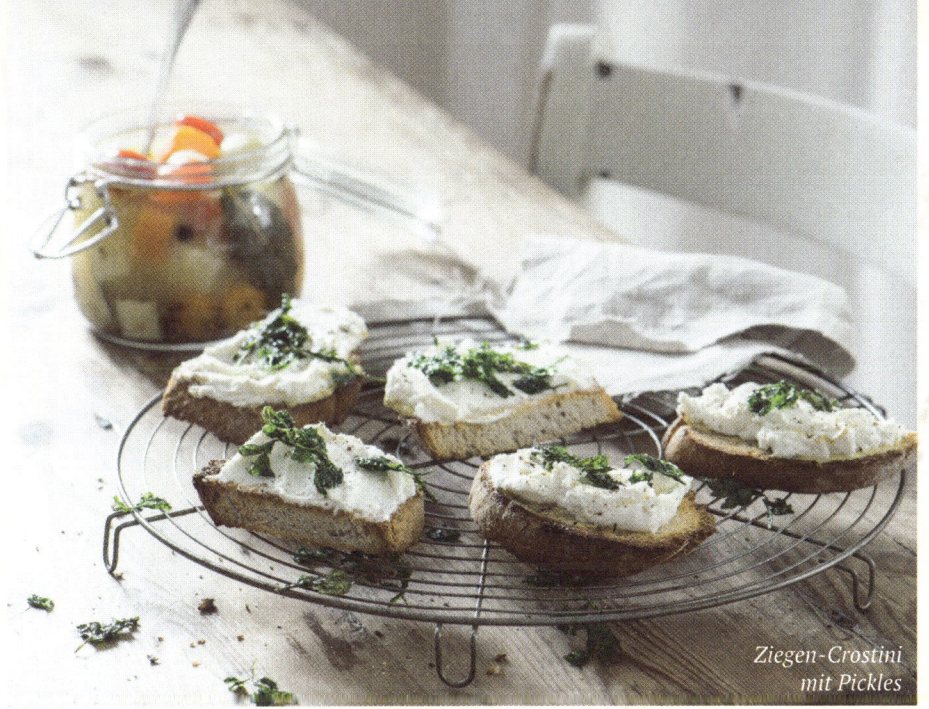

*Ziegen-Crostini
mit Pickles*

Für 8 Crostini:

1 Bd. Blattpetersilie	waschen, trocken schütteln und die Blätter abzupfen. Eine Pfanne aufs Feuer stellen.
Etwas Öl oder Butter	darin erhitzen, die Petersilie dazugeben und knusprig ausbacken.
Schwarzen Pfeffer Meersalz	aus der Mühle darüberstreuen und mit abschmecken.
8 Scheiben Weißbrot	im Backofen bei 100 °C in 8 bis 10 Minuten schön knusprig rösten.
2 Knoblauchzehen etwas Senf	schälen, die Weißbrotscheiben damit einreiben, aufstreichen,
200 g Ziegenfrischkäse	darauf verteilen und die Krostini mit der gebackenen Petersilie garnieren.

Tipp: Statt Ziegenfrischkäse können Sie auch Schafskäse verwenden, zum Beispiel Roquefort oder geriebenen Sardischen Schafshartkäse (Pecorino).

FÜNF ELEMENTE FÜR ALLE FÄLLE

Praktische Tipps für jede Gelegenheit:
Die Fünf Elemente bieten immer
eine gute Lösung für Konflikte und Heraus-
forderungen. Überlassen Sie sich
dem Fluss des Lebens, und lernen Sie,
auf seinen Wellen zu surfen!

Ihre tägliche Nahrung sollte die Basis Ihres glücklichen, gesunden Lebens bilden. Zumindest war es einmal genau so gedacht. In den vergangenen Jahrzehnten setzten sich in der Lebensmittelproduktion jedoch nach und nach auch andere Interessen durch. Schnell muss das Essen auf den Tisch kommen. Die Rohstoffe müssen lange haltbar sein. Die Nahrung soll nicht zu viel kosten. Klar, dass jede dieser Entscheidungen ihren Preis hat. Will man all diesen Aspekten gerecht werden, verliert die tägliche Nahrung an Wert und Energie. Aber können Sie sich das leisten? Ihre Gesundheit ist Ihr höchstes Gut. Gesundheit ist nicht alles, aber ohne Gesundheit ist alles nichts!

Täglich treffen Sie Entscheidungen. Viele davon laufen nach einem wenig hinterfragten Muster ab: »Das haben wir schon immer so gemacht.« »Meine Kinder mögen es nicht anders.« »Das können (wollen?) wir uns nicht leisten.« ...

Die Fünf-Elemente-Küche bietet ungeahnte Schätze für ein gesundes, energievolles Leben. Allerdings arbeitet sie auf dem Hintergrund einer wichtigen Voraussetzung: *Sie geben sich selbst und Ihrem Leben die allererste Priorität!* Hinterfragen und relativieren Sie eingefahrene Muster, die dem Leben nicht überzeugend dienen. Die Belohnung wird groß sein! Körper, Seele und Geist finden ein neues Gleichgewicht, das Ihr Leben zum Fest macht. Ganz besonders merken Sie das, wenn Sie sich nach und nach einem höheren Lebensalter nähern.

FÜNF-ELEMENTE-TANKSTELLE IN SCHWÄCHEZEITEN

木
火
土
金
水

Energetisch wärmende und nährende Speisen für geschwächte Menschen sind ein Klassiker der Fünf-Elemente-Küche. *Genesende nach langer Krankheit, ältere Menschen, junge Mütter nach der Entbindung:* Sie alle profitieren von den Qi-stärkenden Mahlzeiten der TCM.

Besonders bekannt sind die sogenannten *Kraftsuppen:* Mit ihnen importieren wir eine typisch asiatische Tugend, die bis vor Kurzem auch hier genutzt wurde. Unsere Großmütter bereiteten noch die kräftigenden Fleischsuppen, die stundenlang auf dem Herd köchelten. Sie kannten die Geheimnisse einer echten Fitmacher-Mahlzeit. Zum Dank dafür erinnern wir uns an sie als »die besten Großmütter aller Zeiten« …

Suppen, Brühen und pürierte Speisen (Smoothies!) erleichtern dem Körper die Aufnahme der wertvollen Nahrungsbestandteile. Ohne durch eine übergroße Verdauungsleistung Energie zu verlieren, kann er ihre Inhaltsstoffe sofort nutzen. *Flüssigkeit stärkt das Yin. Hitze stärkt das Yang.* Eine warme Suppe oder ein gehaltvoller Brei versorgt Sie auf allen Ebenen.

Die Elemente ausbalancieren und neue Kraft tanken

Schwächezustände wurzeln in einem erschöpften *Wasserelement.* Geht Ihnen etwas »an die Nieren«, so schwächt das Ihre Lebensenergie. Unruhe und Gereiztheit entwickeln sich. Das *Holzelement* gerät unter Druck, Herz und Kreislauf werden destabilisiert. Herzklopfen, schwankender Blutdruck, wechselnde Hitze- und Kältegefühle können die Folge sein.

In Phasen von Wandlung, Abschied und Neubeginn ist außerdem Ihr *Metallelement* besonders gefordert. Seine gut ausbalancierte Kraft erleichtert es Ihnen, Überholtes loszulassen und Neues willkommen zu heißen.

Zeiten der Krankheit sind immer auch Zeiten der Wandlung. Das Leben lädt Sie ein, Ihre Positionen zu überdenken und sich neu auszurichten. Auch die glückliche, soeben mit Nachwuchs gesegnete *Mutter* oder *die Stillende* macht eine Zeit grundlegender Neuordnung durch. Wegen der vielschichtigen hormonellen Veränderungen ist das Holzelement in dieser Zeit besonders gefordert.

Welche Energie brauchen Sie jetzt für Ihr Wohlbefinden?

Im Erschöpfungszustand bestehen je nach Situation unterschiedliche Energiebedürfnisse in den einzelnen Elementen. Um herauszufinden, was Sie brauchen, hier einige Faustregeln:

- *Ihnen ist kalt, Sie frieren rasch?* Wählen Sie Nahrung aus der Kategorie »heiß«.
- *Sie fühlen sich schlapp, energie- und lustlos?* Nehmen Sie Lebensmittel aus der Kategorie »warm« zu sich.
- Sie spüren *Stagnation und Stauungen* (schleppende Verdauung, Übergewicht, Wassereinlagerungen, Depression, Gereiztheit, Gelenkschwellungen)? Nut-

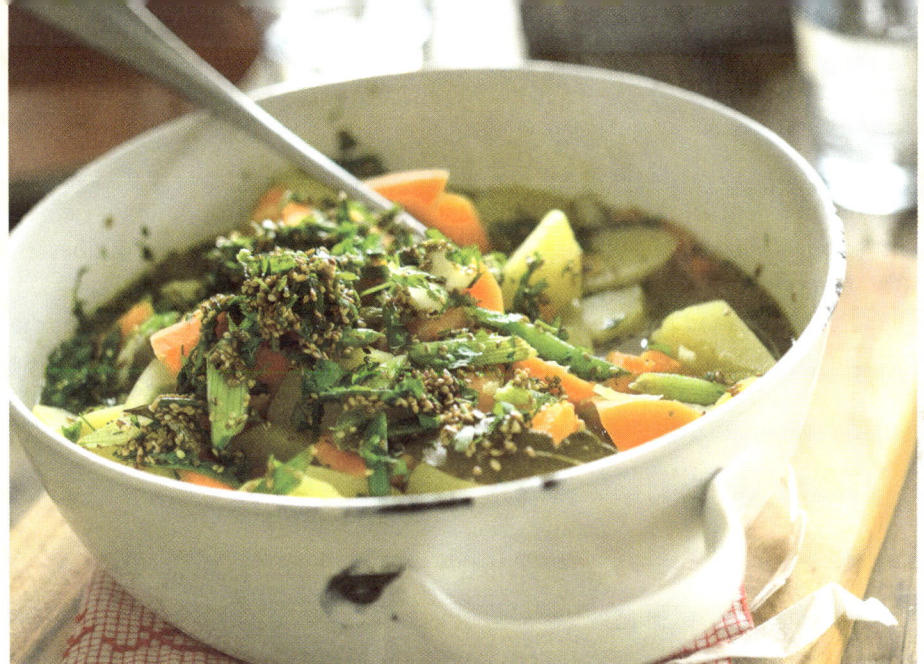

Eine lange gekochte heiße Suppe schenkt Kraft in allen Elementen. Sie stärkt grundsätzlich Yin und Yang und wirkt gezielt heilsam, wenn Sie individuell passende Zutaten wählen.

zen Sie Lebensmittel der Kategorie »neutral«, die Ihr Qi aufbauen. Nutzen Sie ebenso Lebensmittel der Kategorie »kühl«, die energetisch erfrischen und Ihre Energie in Bewegung bringen. Geben Sie außerdem ein wenig Pikantes in Ihre Speise. Pikante Geschmacksnoten aus dem Metallelement verteilen die gestauten Energien.

- Sie spüren *Zeichen von Hitze?* Wählen Sie »kalte« Lebensmittel.
- Sie möchten unbedingt ein Lebensmittel genießen, das in eine für Sie ungeeignete Kategorie gehört? Verändern Sie seine thermischen Eigenschaften, indem Sie es yinisieren (Flüssigkeit hinzufügen und/oder kühlen) oder yangisieren (trocknen und/oder erhitzen).

Spezialfall: Yin-Yang-Dissoziation

Was aber, wenn Sie einerseits unter Hitzeanfällen leiden, sich andererseits aber gleichzeitig schwach und erschöpft fühlen? Wenn Sie kalte Füße und einen heißen Oberkörper haben? Wenn Sie oft sehr gereizt (= gestaut) und trotzdem sehr müde (= leer) sind? Besteht dieser Zustand schon länger, sollten Sie einen Spezialisten der TCM aufsuchen. Wahrscheinlich reicht eine Nahrungsumstellung allein nicht aus, um ganz gesund zu werden. Yin und Yang arbeiten nicht

木
火
土
金
水

mehr optimal zusammen (diesen Zustand nennt man Yin-Yang-Dissoziation, Seite 15). Sie müssen mit sanften Strategien für neue Wege gewonnen werden. Alle Rezepte aus dem Wasser- und dem Erdelement sind grundsätzlich geeignet, um Schwächezustände auszugleichen. Zusätzlich achten Sie bitte darauf, *so viel warme Nahrung wie möglich* aufzunehmen:

- zum Frühstück einen warmen Brei,
- vormittags eine Tasse heiße Brühe,
- zum Mittagessen geschmortes Fleisch oder Gemüse mit Getreide oder eine Portion Hummus (orientalisches Kichererbsenpüree),
- nachmittags ein warmes Kompott,
- abends eine lang gekochte Suppe.
- Allgemein viel heißes, auf dem Herd gekochtes Wasser.

Darauf sollten Sie im geschwächten Zustand verzichten

- Rohes Obst und Gemüse.
- Gekühlte Getränke. Ausnahme: Wenn Sie unter Hitzezeichen leiden (wie heißer Schweiß oder Herzklopfen), eignen sich kleine Portionen zimmerwarmen Wassers, die Sie über den Tag verteilt trinken.

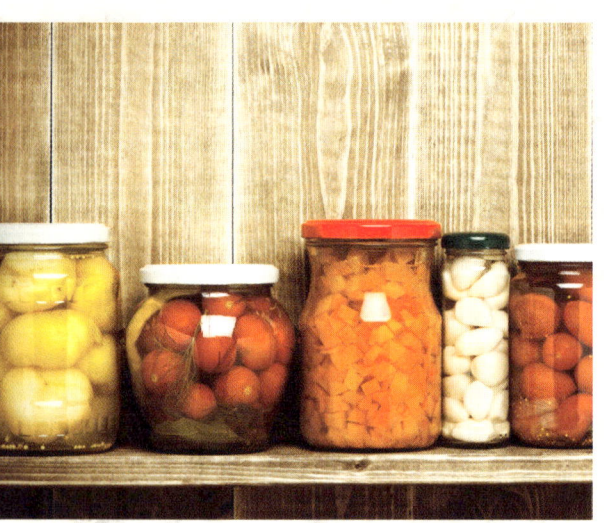

Klassische Formen der Konservierung bewahren die Yang-Energie.

- Tee, Kaffee, Alkohol: Diese Genussmittel wirken austrocknend, schwächen Ihr Yin und verstärken damit den Energiestau.
- Kaum zerkleinerte Nahrung, die Ihrem Körper ein hohes Maß an Verdauungsleistung abverlangt.
- Gerichte aus der Mikrowelle.
- Tiefkühlkost sowie die meisten Fertigprodukte. Eine Ausnahme bilden eingeweckte Obst- oder Gemüsespeisen: Durch diese Form der Konservierung sind vielleicht weniger Vitamine und Mineralstoffe enthalten, sie spendet jedoch aus TCM-Sicht eine gute Nahrungsenergie.

FÜNF-ELEMENTE-KÜCHE UNTERWEGS

Sie lieben gute, selbst zubereitete Speisen? Dann werden Sie feststellen, dass Ihnen Gaststätten und Betriebskantinen selten die gewohnte Qualität bieten. Wenn Sie sich auf Reisen oder im Büro dennoch gut und ausgewogen versorgen möchten, beherzigen Sie einfach die folgenden Anregungen. Oder nehmen Sie Ihr selbst zubereitetes Fünf-Elemente-Essen an Ihren Arbeitsplatz mit.

Viele Gaststätten sparen heute den Mitarbeiter ein, der früher den frischen Salat und das Gemüse geputzt und klein geschnitten hat. Stattdessen werden zweimal pro Woche Salat und Gemüse fertig gewaschen und zerkleinert in Plastikfolie vom Großhändler angeliefert. Das Ergebnis: wenig Geschmack und ebenso wenig Energie. In der Kantine sieht es meist nicht anders aus.

Das Essen in Raststätten, Zügen und Flugzeugen ist zudem häufig mit Konservierungsmitteln versetzt (achten Sie auf die kleinen Ziffern hinter den Positionen der Speisekarte und fragen Sie nach, was es damit auf sich hat) und selten frisch zubereitet. Ihr Körper aber ist es wert, erstklassig versorgt und nicht unnötig belastet zu werden.

Gut essen im Restaurant und Büro

- Wählen Sie möglichst frisch zubereitete Gerichte.
- Suppen sind eine gute Möglichkeit, sich energievoll zu versorgen, vorausgesetzt, sie wurden nicht aufgetaut und/oder in der Mikrowelle erwärmt.
- Meiden Sie Speisen, die Zusatz- und Hilfsstoffe enthalten.
- Ziehen Sie Gerichte mit in der Region angebautem und der Jahreszeit entsprechendem Obst und Gemüse vor. Es bietet Ihnen deutlich mehr Energie als Lebensmittel, die schon lange Reisen hinter sich haben oder im Gewächshaus gezogen wurden.
- Vielleicht bitten Sie die Bedienung, Ihnen aus verschiedenen Menüs die Beilagen zusammenzustellen, die Ihren aktuellen Bedürfnissen entsprechen?
- Verzichten Sie auf Brot, denn dies kommt sehr oft aus der Tiefkühltruhe.
- Wählen Sie Salat nur bei heißer Witterung. Der oft ohnehin energiearme Salat bedeutet im Winter eine ziemliche Anstrengung für Ihre Verdauung.

木
火
土
金
水

Am besten: der eigene Proviant

Wenn Sie auf Nummer sicher gehen wollen, dann bereiten Sie Ihr Essen zu Hause zu und nehmen es mit. Am Arbeitsplatz oder unterwegs ist es dann eine Wohltat, energievolle Nahrung dabeizuhaben, die Sie mit allem versorgt, was Sie wirklich brauchen. Wenn Sie Ihre Mittagspause dann noch an der frischen Luft auf einer Parkbank verbringen, gestalten Sie auf einfache Weise eine wirklich entspannende Unterbrechung, die Körper, Seele und Geist erfreut.

- Alle Gerichte, die bei Zimmertemperatur schmecken und wenig Fett enthalten, sind für unterwegs und im Büro geeignet.
- Ganz einfach: ein gutes Brot, ein Messer und eine der vielen leckeren vegetarischen Aufstrichsorten einpacken. Eine Gurke oder/und ein paar Tomaten dazu: Fertig ist eine nährende Mahlzeit.
- Nehmen Sie außerdem getrocknete Früchte, Gemüsechips oder einen Apfel mit für den kleinen Appetit zwischendurch.
- Vermeiden Sie Industriezucker, wenn Ihre Energie abfällt! Die von der Werbung angepriesenen »schnellen Energielieferanten« übersäuern Ihren Körper und blockieren das Holzelement. Aber gerade Ihr Holzelement sollte in bester Balance sein, wenn Sie viel leisten möchten. Industriezucker erzeugt einen kurzfristigen Anstieg des Blutzuckerspiegels, der anschließend rapide abfällt. Für Ihren Körper bedeutet das eine Achterbahnfahrt mit ermüdenden Konsequenzen. Außerdem wächst Ihr Appetit auf Süßes. Essen Sie besser frische (Bio-)Äpfel. Die Apfelsäure aktiviert und balanciert Ihr Holzelement.

Tipp bei Stress: Holzelement und Leber stärken

Frische Äpfel und Apfelessig stärken Ihr Holzelement. Stress und Hektik des Alltags, Elektrosmog und Umweltgifte schwächen Ihren Körper und bringen ihn aus dem Gleichgewicht. Um diese Belastungen schnellstmöglich wieder loszuwerden, brauchen Sie ein gut balanciertes Holzelement. Ihre Leber entgiftet den Körper und löst Stress auf. Außerdem bringt ein vitaler Leberfunktionskreis Ihre Energie ins Fließen. Das brauchen Sie, um alle Ihre Organe gut mit Energie zu versorgen.

Und so stärken Sie Ihre Leber: Trinken Sie täglich ein Glas Wasser mit einem Schuss hochwertigem Apfelessig.

ELEMENTE-KÜCHE FÜR STRESSGEPLAGTE

Stress ist in aller Munde und gehört fast schon zum guten Ton. Aus Sicht der TCM sind Hast und Hektik jedoch alles andere als Tugenden. Balance in allen Lebenslagen lautet hier das Ziel. Körper, Seele und Geist sollen gesund und harmonisch schwingen. Umso wichtiger ist eine gute und unterstützende Ernährung – auch und gerade in Stresszeiten.

Die Säure-Basen-Balance wieder herstellen

Der Volksmund weiß, dass zu viel Unruhe, Hektik und Gereiztheit »sauer« machen. Dies gilt auch im körperlichen Sinne. Zusätzliche Stresserzeuger sind Umweltbelastungen, denen wir fast dauernd und überall ausgesetzt sind. Körperliche, seelische sowie geistige Überforderung – und interessanterweise auch Unterforderung – lassen Schlackenstoffe entstehen, die das wichtige Säure-Basen-Gleichgewicht unseres Körpers auf Dauer aus der Balance bringen. Chronische Erkrankungen entstehen fast immer auf dem Boden einer lange bestehenden Übersäuerung. Stress gilt als Basis jeder Erkrankung!

Hauptsäuerungsträger unter den Lebensmitteln:
- Zucker, Süßigkeiten
- Fleisch, Fisch
- Getreide, Hülsenfrüchte
- Alkohol, Tee, Kaffee

Obst und Gemüse sind Basenlieferanten: Bitte achten Sie auf genügend ausgleichende, basenreiche Nahrung. Auch hochwertiges frisches Wasser hilft, Übersäuerung zu vermeiden.

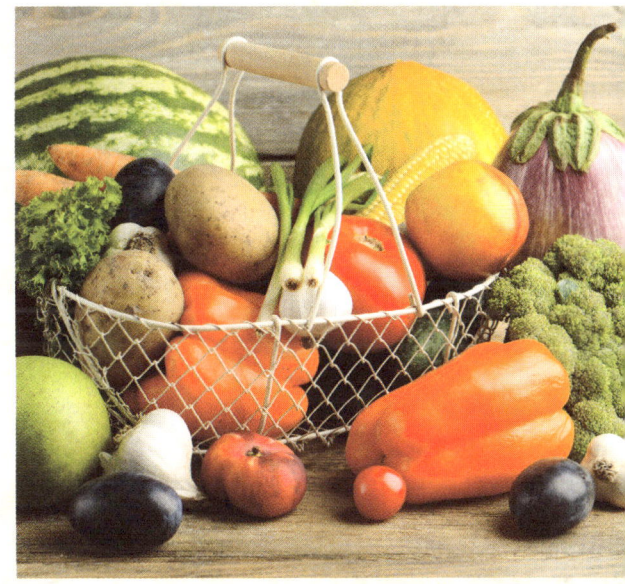

Obst und Gemüse liefern wertvolle Basen und balancieren damit Ihren Stoffwechsel aus.

Praktischer Tipp: die Biokiste

Wenn Sie immer einen voll gepackten Terminkalender haben, könnte Ihnen die »Biokiste« helfen. Inzwischen gibt es diesen Lieferservice in fast allen Regionen. Die Vorteile sind zahlreich:

- Sie sparen Geld, da spontane »Verlegenheitskäufe« wegfallen.
- Sie sparen Zeit, da Sie seltener einkaufen gehen müssen.
- Sie bekommen den kreativen Ansporn, aus vorhandenen Lebensmitteln etwas Interessantes zu kochen. So wird Ihr Speiseplan abwechslungsreicher.
- Außerdem kann das innerhalb der Familie viel Spaß machen und die Kommunikation fördern.
- Ihre Ernährung wird ganz nebenbei hochwertiger.

Wie die Holz-Blockade alle Elemente beeinträchtigt

Wie schon im vorigen Kapitel erwähnt, blockiert jeder Stress die Energie des Holzelements. Sie fühlen sich angespannt und gereizt. TCM-Spezialisten sprechen dann von einem »*Leber-Qi-Stau*« (siehe Tipp Seite 152).

Alle Elemente arbeiten in einem Zyklus zusammen. Ein blockiertes Holzelement greift über den Kontrollzyklus das Erdelement an. Die Folge: Sie leiden an der sogenannten »*Milz-Qi-Schwäche*«. Sie fühlen sich erschöpft und müde, weil Ihr Erdelement zu wenig Energie besitzt.

Das schwache Erdelement kann im Fütterungszyklus nicht genug Energie weitergeben. So gehen Metall und Wasser zunehmend leer aus, die Schwäche wird chronisch. Das Feuerelement gerät seinerseits durch die angestaute Energie im Holzelement unter Druck. Herz-Kreislauf-Probleme können die Folge sein.

Bis all diese Dysbalancen organische Leiden erzeugen, vergehen oft Jahrzehnte. Wenn Sie sich in dieser Zeit bei einem westlichen Mediziner vorstellen, wird er Ihre Beschwerden wahrscheinlich als »vegetativ verursacht« einstufen. Froh darüber, organisch gesund zu sein, erliegen Sie dann vielleicht einem gravierenden Irrtum: Sie meinen, es sei alles in bester Ordnung. Trotz dieser beruhigenden Diagnose besteht aber in Wirklichkeit ein dringender Handlungsbedarf, denn Ihr Energiefeld sollte schnellstmöglich reguliert werden.

Hier bietet sich die Fünf-Elemente-Küche an. Das Beste daran: Sie haben es selbst in der Hand.

MÜHELOS ZUM WUNSCHGEWICHT

Auf dem Weg zu Ihrem Wunschgewicht müssen Sie keine Kalorien zählen. Bringen Sie sich stattdessen mit dem Fünf-Elemente-Modell ins Gleichgewicht und genießen Sie Ihre innere Harmonie. Harmonische Gefühle führen ganz von selbst zu einem harmonischen Essverhalten. Um sie zu bekommen, lohnt es sich, alte Glaubenssätze zu überprüfen und sich neue Ziele zu stecken.

Es geht um Ihre Identität!

Zu Beginn wünschen Sie sich vielleicht nur einen schlankeren Körper. Aber wenn Sie dann nach und nach schlanker werden, endlich wieder in die alte (und in die neue) Kleidung passen, bemerken Sie, dass sich noch mehr verändert. Das andere Geschlecht betrachtet Sie mit einem Mal aufmerksamer – das ist aufregend und verwirrend zugleich. Sie werden darauf angesprochen, wie Sie das denn geschafft haben?! Wahrscheinlich dürfen Sie sich hier und da auch die unerfreulichen Bemerkungen geübter Pessimisten anhören: »Das hab ich auch schon öfter probiert. Du wirst sehen, der Erfolg hält nicht lange an. Bald bist du wieder die/der Alte ...« Wie bitte? Aber gerade das wollen Sie doch werden: die/der Alte, so wie Sie früher waren. Samt schlankem Körper, fit und vital.
Wer wollen Sie (wieder) sein? Welche Ihrer Identitäten wäre ein wirklich lohnendes Ziel? Und zu welchem Preis wollen Sie es erreichen? Wie wollen Sie auf andere wirken? Und welche körperliche Erscheinung brächte Ihnen das größte Wohlbefinden? Transformation, Wandlung, Abschied und Neubeginn ... Es geht um mehr als um ein paar Kilo hin oder her – es geht um Ihre Identität. Wer wollen Sie sein? Wie gefallen Sie sich selbst wirklich? Wenn Sie das herausgefunden haben, folgt Ihr Körper Ihnen zu Ihrem Wunschgewicht.

木
火
土
金
水

Die Diäten-Falle

Es ist eine deprimierende, aber leider immer wieder bestätigte Tatsache: Die meisten Versuche, Gewicht zu verlieren, enden auf Dauer unbefriedigend. Wie oft haben Sie schon auf die eine oder andere Art versucht abzuspecken und sind gescheitert? Womöglich brachten Sie ein paar Wochen danach sogar mehr auf die Waage als vor der Diät. Dann beriefen Sie sich vielleicht auf Erklärungen wie: »Ich bin einfach erblich benachteiligt. Bei meiner Mutter ist es das Gleiche: Sie nimmt schon zu, wenn sie das Essen nur ansieht.« Oder: »Mein Stoffwechsel ist einfach nicht in Ordnung.«

Gibt es einen Ausweg aus dieser Falle? Zum Thema Leibesfülle existieren sicher mehr als tausend Hypothesen. Schwierig und frustrierend aber bleibt die Praxis. Es ist zwar wissenschaftlich belegt, dass und warum man durch den Jo-Jo-Effekt nach einer Diät meistens gleich wieder zunimmt, oft sogar mehr, als man vorher abgenommen hatte. Aber deprimiert sind Sie dennoch.

Tatsächlich gibt es einen Weg, die Pfunde lustvoll und dauerhaft purzeln zu lassen. Die Fünf-Elemente-Methode hilft Ihnen dabei. Dazu lohnt sich zunächst einmal eine Bestandsaufnahme. Denn für eine Veränderung müssen Sie wirklich bereit sein. Das im Folgenden vorgestellte Pyramidenmodell kann helfen, mögliche Hindernisse auf dem Weg zu erkennen und aufzulösen.

Die Dilts-Pyramide: Mentale Hindernisse erkennen und auflösen

Der amerikanische Psychologe Robert Dilts beschäftigte sich lange Zeit mit den verschiedenen Einflüssen auf das menschliche Verhalten und mit der Möglichkeit, es zu verändern. Er beschrieb Veränderungsprozesse anhand der nach ihm benannten Dilts-Pyramide:

Identität
Werte
Glaubenssätze
Strategien, Fähigkeiten
Verhalten
Umgebung

Jede der Ebenen in dieser Pyramide hat eine Bedeutung für das menschliche Verhalten. Die Ebenen sind hierarchisch organisiert und jede beeinflusst die unter ihr liegenden. Wie sieht diese Pyramide nun zum Thema Gewichtsreduktion aus? Lassen Sie uns bei der Basis beginnen.

Umgebung

Was als attraktiv gilt, ist immer von der Umgebung und dem gesellschaftlichen Standard abhängig. Ein Fotomodell muss im medizinischen Sinne extrem untergewichtig sein, um im Beruf Erfolg zu haben. Auf dem Land sind füllige Menschen weniger auffällig als in der Stadt. Im Orient gelten schwer übergewichtige Menschen als wohlhabend und damit attraktiv. Um mit großer Leibesfülle als schön zu gelten, könnte man also auch in die Arabischen Emirate umsiedeln. In welcher Umgebung möchten Sie sich schön fühlen?

Verhalten

Essen ist Gewohnheitssache. Als Kinder imitieren wir unsere Eltern und wir folgen (mehr oder weniger zähneknirschend) ihren Anweisungen: »Wenn du deinen Teller nicht leer isst, darfst du nicht spielen gehen.« Manch ein Übergewichtiger bleibt mit seinen Eltern solidarisch. Zeit seines Lebens leert er seinen Teller brav – egal ob sein Körper Hunger signalisiert oder nicht. Das Essverhalten ist tief verwurzelt: »Mein Vater hat schon immer viel Fleisch gegessen; ich bin jetzt ein Mann – da mache ich's genauso.« Wem sind Sie treu, wenn Sie schwergewichtiger bleiben, als Sie gerne sein möchten?

Strategien und Fähigkeiten

Komplexe Verhaltensmuster reichen schon in die nächste Ebene der Pyramide hinauf: in die der Strategien und Fähigkeiten. Durch das Lernen an Modellen und Mustern bilden Menschen ihre Verhaltensweisen aus. Besondere Fähigkeiten helfen ihnen auf diesem Weg. Sind sie erfolgreich, speichern sie die Strategie ab, die dazu führte. Das zieht eine Kette von Verhaltensweisen nach sich. Was haben Sie über nützliche Strategien am Esstisch gelernt? *Nützlich ist alles,*

- was Strafe vermeidet,
- was den Genuss erhöht,
- was den Platz in der sozialen Rangfolge klar herausstellt (»Dem Papa wird zuerst serviert – ich will werden wie er!«),
- was hilft, Aufmerksamkeit (= soziale Belohnung) zu bekommen (»Wenn ich nicht esse, ist Mama besorgt um mich; das tut mir ganz gut …«).

Bitten Sie doch einmal einen vertrauten Menschen, Ihnen seine Wahrnehmung Ihres Essverhaltens zu schildern. Wie essen Sie und was fällt dabei auf?

木
火
土
金
水

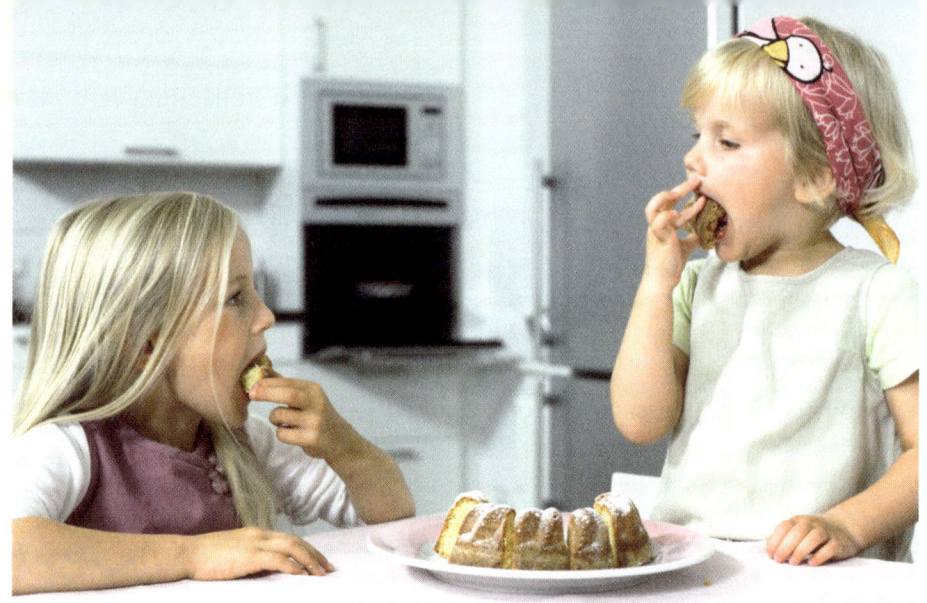

Welche Bedeutung hatte Essen in Ihrer Kindheit? Welche Gefühle verbinden Sie mit bestimm-
ten Speisen? Welche Überzeugungen bestimmen Ihr Essverhalten noch heute?

Nehmen Sie sich Zeit für einen kleinen gedanklichen Spaziergang: Wo, wie und unter welchen Bedingungen aßen Sie als Kind, als Jugendlicher, als junger Erwachsener? Wie viel Zeit hatten Sie dafür? Inwieweit durften Sie über Ihr Essen mitbestimmen? Fragen dieser Art zeigen Ihnen, mit welchen vielleicht bisher unbewussten Strategien Sie Ihre Nahrung aufnehmen.

Glaubenssätze

Was Sie über sich glauben, entwickelt sich zur Wirklichkeit. Hier sind einige tief sitzende Überzeugungen, die Ihr Wunschgewicht blockieren können:
»In unserer Familie waren alle übergewichtig, also ist es wohl erblich bedingt.«
»Mein Stoffwechsel ist zu träge.«
»Wenn man schlank ist, wird man von zu vielen Männern angemacht.«
»Bei mir schlägt alles an, sogar Wasser!«
»Wenn ich abnehme, verliere ich mein Schutzpolster gegen die raue Umwelt.«
Robert Dilts nennt solche Einstellungen »Glaubenssätze«. Mehrere zusammengehörende Glaubenssätze bilden sogar ein ganzes »Glaubenssystem«. Glaubenssätze sind so wirksam, dass sie das menschliche Verhalten steuern. Und sie gewinnen immer! Mit dem Glaubenssatz »Ich kann nicht normalgewichtig sein« ist jeder Versuch einer Gewichtsreduktion zum Scheitern verurteilt.

Woher kommen die Glaubenssätze? Diese Grundüberzeugungen entstehen zumeist früh im Leben. Als Kinder übernehmen Sie die Aussagen der Erwachsenen erst einmal ungeprüft. Glaubten Sie an den Weihnachtsmann und den Osterhasen? Bingo! Im Laufe der Zeit erwirbt jedes Kind ein ganzes Inventar von mehr oder weniger nützlichen Einstellungen, die sein Verhalten steuern. Zudem haben Glaubenssätze die Tendenz, sich selbst zu bewahrheiten. Anders ausgedrückt: Wir beweisen uns die Richtigkeit unserer inneren Überzeugungen durch unser Verhalten. Ein Junge hat zum Beispiel den Glaubenssatz: »Ich bin unattraktiv. Kein Mädchen interessiert sich für mich.« Mit dieser Grundeinstellung bemerkt er die Blicke der Mädchen gar nicht. Die verlieren die Lust an ihm und schauen ihn tatsächlich nicht mehr an.

Was kann man gegen einschränkende Glaubenssätze tun? Wahrscheinlich werden Sie Ihre Glaubenssätze erst im Erwachsenenalter bewusst aussortieren. Dazu müssen Sie herausfinden, welche Überzeugungen in Ihnen leben. Glaubenssätze heißen so, weil der Mensch zutiefst und unhinterfragt an ihre Wahrheit glaubt. Aufgrund ihrer frühen Entstehung erscheinen sie als so selbstverständlich, dass man normalerweise gar nicht auf die Idee kommt, sie anhand der Wirklichkeit zu überprüfen.

Mit therapeutischen Hilfsmitteln wie Kinesiologie oder NLP (Neurolinguistisches Programmieren) können Sie Ihre Glaubenssätze entdecken. Dann können Sie entscheiden, ob Sie weiter mit ihnen leben wollen oder nicht. Schließlich gibt es auch nützliche Glaubenssätze: »Ich habe immer Glück«, »Lernen fällt mir leicht« oder »Ich halte mein Wunschgewicht mühelos« bilden eine angenehme Ausrüstung fürs Leben.

Lauschen Sie in einer ruhigen Minute einmal nach innen: Welche Grundsätze halten Sie in Bezug auf das Essen für unumstößlich wahr? Wie klingt es, wenn Sie zu diesen Grundsätzen neue (Zusatz-)Formulierungen finden? »In unserer Familie leiden viele an Übergewicht ... Ich bin gerne die Ausnahme von dieser Regel!« »Ich genieße mein Essen und halte mein Gewicht mühelos.« Das sind unterstützende Glaubenssätze, die Ihnen den Weg zum Traumgewicht ebnen.

Werte

Auch die nächste Ebene der Pyramide ist fest im Menschen verwurzelt: Werte bedeuten uns viel. Für Ihre Werte kämpfen Sie. Ihre Werte motivieren Sie zu

Taten. Werte sind abstrakte Grundhaltungen, die das Leben bestimmen. Ein paar Beispiele: »Gemeinschaft ist mir sehr wichtig. In einer gemütlichen Tischrunde esse ich schon mal mehr, als ich eigentlich brauche.« »Harmonie bedeutet mir viel. Um meine Frau nicht zu enttäuschen, esse ich noch eine zweite Portion.« Und welche Werte steuern Ihr Konsum- und Essverhalten? Wodurch sind Sie motivierbar? Ihre Antwort enthält die Spur zu Ihren Werten. Warum üben Sie Ihren Beruf aus? Warum haben Sie sich für oder gegen eine eigene Familie entschieden? Was bedeuten Ihnen Nahrung und Gesundheit?

Wenn Sie Ihre Werte gesammelt haben, können Sie diese im nächsten Schritt hierarchisch ordnen. Was ist Ihnen wichtiger bei Ihrer Arbeit: Geld oder Spaß? Wenn Sie wählen müssten: Schlemmerei oder Gesundheit – wofür würden Sie sich entscheiden? Diese Fragen sind manchmal nicht klar zu beantworten. Aber sie bringen Sie mit sich selbst in Kontakt und machen Ihnen Ihre inneren Strukturen bewusst.

Identität

An der Spitze der Pyramide steht Ihre Identität. Ihre Antwort auf die Frage: »Wer bin ich?« Ihre Identität bildet sich im Laufe der Entwicklung immer vielschichtiger heraus. Alle Ihre Erfahrungen, das, was Sie von anderen über sich selbst hören, die Vorbilder, die Sie beeindrucken und denen Sie nacheifern – all das formt das Wachsen und Werden Ihrer Identität. Manchmal verliert der Mensch aus dem Blickfeld, dass seine Identität wandelbar ist. Täglich entscheiden Sie bewusst oder unbewusst, wer Sie sein wollen. Jeder Tag bietet Ihnen die Chance zur Veränderung. Wer wollen Sie werden?

In Ihnen leben mehrere Identitäten. Fördern und entwickeln Sie doch einfach diejenige, die Ihnen am meisten Erfüllung schenkt. Sind Sie wirklich »die Übergewichtige«, die sich seit ihrer Kindheit gängelnde Bemerkungen anhören muss? Oder hat sich Ihr innerster Kern nur mit einem Bild identifiziert, das im Laufe Ihres Lebens langsam wuchs und dann immer selbstverständlicher wurde? Sie sind herzlich eingeladen, Ihre eigene Identität kennenzulernen und sich ihrer Wandelbarkeit bewusst zu werden.

Ein ausgewogenes Metallelement schenkt Ihnen den Mut zur Transformation und die Fähigkeit, loszulassen: erst die behindernden Einstellungen – und dann die überflüssigen Pfunde.

Setzen Sie sich ein Ziel!

Ihr Körper ist ein bewunderungswürdiger »Computer«. Ihre 80 Milliarden Körperzellen besitzen eine Speicherkapazität von unvorstellbarem Ausmaß. Ihr Gehirn arbeitet nach genau festgelegten Strukturen. Wenn Sie sich ein Ziel setzen, sollten Sie diese kennen.

- Das Gehirn versteht nur positiv formulierte Aussagen. Verneinungen werden unbewusst gestrichen. Die Botschaft »Es macht mir nichts aus, auf Süßes zu verzichten« versteht Ihr Unbewusstes als »Es macht mir etwas aus«. Besser wäre also: »Der Verzicht auf Süßes fällt mir leicht.«
- Ihr Ziel sollte messbar sein. Ihr Gehirn braucht eine klare Vorstellung davon, wann Sie angekommen sind.
- Damit Ihr Gehirn den Weg zum Ziel frei macht, muss dieses realistisch sein. Das Gehirn weiß genau, dass Sie in der Weihnachtszeit nicht bereit sein werden, zehn Pfund pro Woche abzunehmen, und streicht diese Idee sofort. Bieten Sie ihm etwas Überzeugenderes an wie: zehn Pfund in fünf Wochen.
- Wann genau, was genau, wie genau? Diese Fragen müssen durch Ihre Zielformulierung beantwortet werden. Erst dann ist Ihr Gehirn bereit, sich aktiv und kreativ mit Ihrem Ziel zu befassen.

»Am 1. Dezember 2016 wiege ich 60 kg« – dieser Satz ist sehr präzise und hat deshalb Zugkraft. Ihr Gehirn und Ihr Unbewusstes verstehen, wohin Sie sich bewegen wollen. Sie werden den Weg ebnen, und Ihr Plan entwickelt sich. Lassen Sie sich überraschen, wie einfach und dynamisch plötzlich alles in Bewegung kommt!

Visualisierungsübung zur Motivation

Damit sich Ihr Ziel realisiert, müssen Sie es noch einmal genau betrachten. Hierfür laden wir Sie zu einer kurzen Phantasiereise ein:

- ▸ Versetzen Sie sich mit einem gedanklichen Zeitsprung in Ihre eigene Zukunft, zum Datum Ihres Zieles. Also: Heute ist der 1. Dezember 2016, und Sie haben Ihr Traumgewicht tatsächlich erreicht.
- ▸ Wie fühlen Sie sich? Fühlen Sie sich wirklich wohl, so wie Sie jetzt sind? Wie sehen Sie aus? Welche Kleidung tragen Sie? Was sagen Ihre Freunde, Ihre Kollegen und Ihre Familie zu Ihrem neuen Erscheinungsbild? Wie wirken Sie

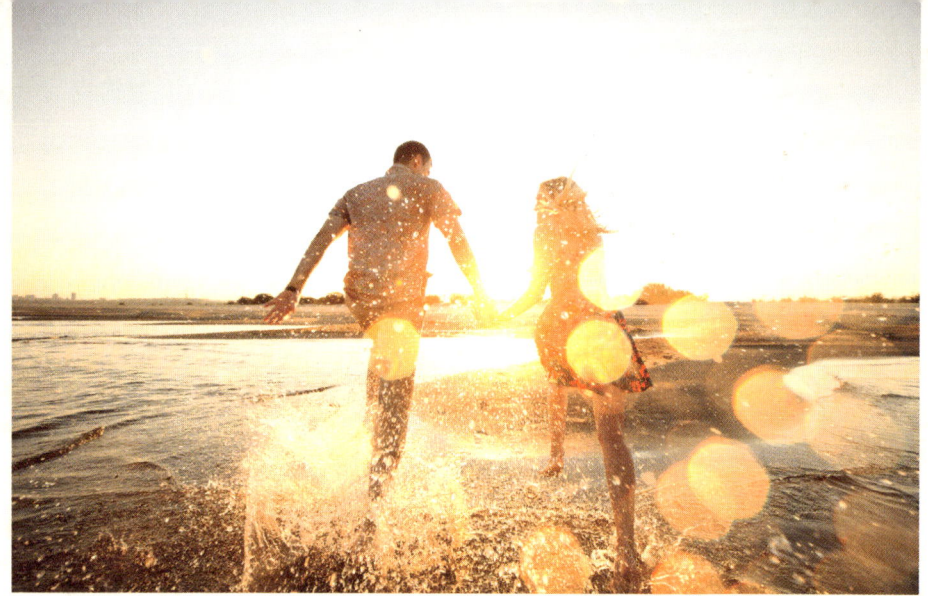

Entwickeln Sie eine Zukunftsvision: Wie leichtfüßig und wohl werden Sie sich fühlen, wenn Sie Ihr Traumgewicht erreicht haben! Stellen Sie sich diesen Zustand mit allen Sinnen vor.

auf andere? Sind Sie rundum glücklich und zufrieden mit Ihrem Körper? Sehen Sie wohlwollend in den Spiegel? Oder möchten Sie gern noch irgendein Detail verändern?

▸ Blicken Sie nun aus der Zukunft über Ihren Lebensweg in die Jetztzeit zurück. Welche Stationen haben Sie durchlaufen, um Ihr Wunschgewicht zu erreichen? Welche Schwierigkeiten lagen auf Ihrem Weg? Wie haben Sie diese Probleme überwunden oder aus der Welt geschafft? Was motivierte Sie, bei der Stange zu bleiben? Hat sich Ihr Einsatz gelohnt? Oder hätten Sie rückblickend irgendetwas anders machen sollen? Sammeln Sie alle Eindrücke.

▸ Kommen Sie dann ganz bewusst und behutsam aus der Zukunft zurück in die Gegenwart, ins Hier und Jetzt.

Nun wissen Sie, was Sie berücksichtigen müssen, um Ihr Wunschgewicht zu erreichen. Vielleicht hat sich Ihr Ziel während dieser Betrachtungen auch etwas verändert? Vielleicht haben Sie bemerkt, dass es viel zu anstrengend werden würde, schon am 1. Dezember 2016 am Ziel zu sein. Vielleicht würde es Ihnen mehr Spaß machen, wenn Sie sich fünf oder sechs Monate mehr Zeit gönnen? Sie haben jetzt die Gelegenheit, Ihr gut durchdachtes Ziel noch einmal ganz präzise und für Sie passend zu formulieren. Sie werden schließlich sehen: Dieses Ziel bekommt magnetische Anziehungskraft! Sie können sich jetzt schon auf seine Verwirklichung freuen.

Schluss mit Kalorienzählen!

Während Sie auf Ihr Ziel zugehen, bereitet Ihnen die Fünf-Elemente-Küche angenehme Überraschungen. Wenn Sie ein paar grundsätzliche Tipps berücksichtigen, können Sie von dieser hochwertigen, energetisch ausgewogenen Nahrung so viel essen, wie Sie möchten. Auf das Wiegen, Messen und Auszählen von Mengen und Kalorien dürfen Sie ab sofort verzichten. Ab und zu können Sie sich eine Ausnahme von allen Regeln erlauben.

Hier sind Ihre Basis-Tipps:

- *Schränken Sie den Genuss folgender Nahrungsmittel ein:* Alkohol, Fett und Industriezucker!
- Wenn Sie *Yin und Yang in den Fünf Elementen ausbalancieren,* werden Sie trotz dieses Verzichts keinerlei Entbehrung spüren. Ihr Körper zeigt Ihnen, womit er sich am wohlsten fühlt. Danken Sie ihm dafür, indem Sie auf ihn hören und ihn respektieren. Geben Sie ihm die Nahrungsmittel, die ihm guttun. Ungünstige Gewohnheiten werden sich rasch auflösen. Die Fünf Elemente machen Sie glücklich und zufrieden. So bringen Sie sie ins Gleichgewicht:

Das Holzelement ausbalancieren

Durch die überschüssigen Pfunde gerät Ihr Holzelement in einen Energiestau. Bitte überprüfen Sie dies mithilfe des Tests auf Seite 81 und halten Sie sich an die entsprechenden Hinweise. Darüber hinaus pflegen Sie Ihr Holzelement mit

- kalten/kühlen Lebensmitteln des Holzelements (Seite 85),
- täglich einem Glas verdünntem Zitronensaft,
- zwei- bis dreimal pro Woche einem Glas trockenem Weißwein (Riesling) zur Energieverteilung,
- ausreichend körperlicher Bewegung,
- speziellen Übungen, die das Holzelement unterstützen (ab Seite 80).

Das Feuerelement ausbalancieren

Ihr Feuerelement sollte im Gleichgewicht sein, damit Sie voller Freude auf Ihr Ziel zugehen können. Bitte überprüfen Sie mithilfe des Tests auf Seite 93, ob Ihr Feuerelement eventuell spezielle Unterstützung durch den Speiseplan benötigt, und folgen Sie dann den Empfehlungen der Auswertung. Befindet sich

Ihr Feuerelement aktuell im Gleichgewicht, können Sie es mit Lebensmitteln aus allen Kategorien des Feuerelements versorgen.

Bitte achten Sie besonders auf ausreichende Flüssigkeitszufuhr (siehe »Yang-Überschuss«, Seite 21). Jede Art von Hitze oder Flüssigkeitsmangel schädigt das Feuerelement. Ein gestautes Feuerelement kann das nachfolgende Metallelement nicht ausreichend füttern. Das würde Ihre Transformation zum Wunschgewicht erschweren. Reichlich frisches Quellwasser (noch besser: gekochtes Wasser) zu trinken ist zudem nützlich, um die bei der Gewichtsreduktion anfallenden Schlackenstoffe abtransportieren und ausscheiden zu können.

Das Erdelement ausbalancieren

Wenn Sie Gewicht loslassen möchten, sollten Sie Ihr Erdelement besonders liebevoll pflegen. In Ihrer Körpermitte und im Verdauungstrakt werden jetzt viele Umstellungen und Neuanpassungen stattfinden. Dies unterstützen Sie am besten durch eine besondere Aufmerksamkeit fürs Erdelement. Bei der Lebensmittelzubereitung und beim Essen berücksichtigen Sie bitte folgende Punkte:

- Wählen Sie hauptsächlich wärmende und heiße Lebensmittel aus dem Erdelement (Seite 109).
- »Yangisieren« Sie Ihre Nahrung (Seite 17).
- Trinken Sie reichlich gekochtes, heißes Wasser.
- Vermeiden Sie Getränke beim Essen, denn sie schwächen das Milz- und Magen-Qi. Reichlich trinken sollten Sie etwa eine Stunde vor den Mahlzeiten.
- Verzichten Sie auf Tiefkühlkost und Mikrowellennahrung.
- Verzichten Sie auf Kuhmilchprodukte mit Ausnahme von Butter und Sahne. Kuhmilch kühlt energetisch. Sie produziert Schleim und stört damit das Erdelement. Als Ersatz können Sie auf Soja- oder Reismilchprodukte oder auch auf Ziegen- und Schafmilchprodukte umsteigen.

Das Metallelement ausbalancieren

Auch Ihr Metallelement sollte jetzt liebevoll gepflegt werden. Zum Dank wird ¹s Sie mit Mut und Kraft für den Wandel und Neubeginn beschenken und Sie ᵗn unterstützen, Ihr Ziel zu erreichen. Bitte prüfen Sie mithilfe des Tests auf ¹17, ob Ihr Metallelement spezielle Hilfestellungen benötigt. Ist Ihr Meᵗnt im Gleichgewicht, können Sie Lebensmittel aus allen Kategorien zu sich nehmen (Seite 125). Falls Sie mehrere Fragen mit »Ja« beantwortet haben, folgen Sie bitte den Empfehlungen der Auswertung.

Zusätzlich sollten Sie während des Abnehmens folgende Punkte beachten:

- Würzen Sie Ihre Speisen regelmäßig mit einer dezenten Schärfe.
- Achten Sie auf einen aromatischen, wohltuenden Duft der Gerichte – verwenden Sie dafür reichlich Kräuter und Gewürze.
- Nehmen Sie unbedingt genügend Flüssigkeit (am besten abgekochtes Wasser) zu sich, denn Trockenheit schädigt auch Ihr Metallelement.
- Stellen Sie sich mehrmals täglich vor, wie angenehm es ist, sich von unnötigem Ballast zu befreien. Freuen Sie sich auf Ihre neue Identität!

Das Wasserelement ausbalancieren

Um sich frisch und vital zu fühlen, brauchen Sie ein gut gefüttertes Wasserelement. Ihre Nieren benötigen ausreichend Yin und Yang aus der Nahrung. Über prüfen Sie zunächst wieder die momentane Situation Ihres Wasserelements anhand des Tests auf Seite 133. Falls sich Ihr Wasserelement im Ungleichgewicht befindet, richten Sie sich nach den Anweisungen im Auswertungsteil.

Bitte bevorzugen Sie generell während des Abnehmens Lebensmittel der warmen/heißen Kategorie des Wasserelements (Seite 141) und beachten Sie darüber hinaus folgende Empfehlungen:

- Genießen Sie Mineralwasser ohne Kohlensäure oder das »süß gekochte Wasser« der Fünf-Elemente-Tradition (Seite 19).
- Essen Sie ab und zu ein Stück Fisch.
- Verzichten Sie auf Tiefkühlkost und Mikrowelle. Beides schwächt Ihre Nierenkraft.
- Achten Sie darauf, auch das Metallelement über Ihre Ernährung und mithilfe der Tipps ab Seite 118 gut zu unterstützen, damit es im Fütterungszyklus Ihr Wasserelement ausreichend versorgen kann.

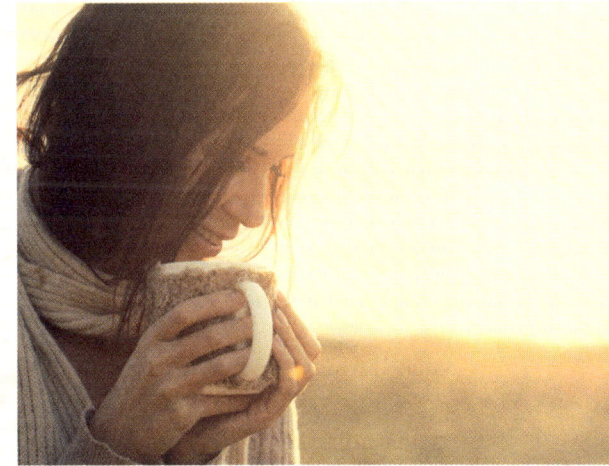

Trinken Sie viel heißes Wasser: Es entgiftet, wärmt und stärkt das Wasserelement.

Es kann losgehen!

Nun sind Sie gut gerüstet, um lustvoll abzunehmen. Ihr Unbewusstes und Ihr Gehirn werden Ihnen helfen, Ihr Ziel zu erreichen. Die Kraft der Fünf Elemente wird harmonisch in Ihnen fließen, Ihre Lebenskraft steigern und Sie immer wieder neu ermutigen, Ihr Ziel im Auge zu behalten.

Falls es auf Ihrem Weg die eine oder andere Überraschung oder Verzögerung geben sollte, wird Ihnen Ihr *Metallelement* helfen, flexibel auf neue Situationen zu reagieren und so immer das Beste daraus zu machen.

Ihr *Wasserelement* wird dafür sorgen, dass Sie immer wieder mit neuer Frische und Vitalität Ihr Ziel ansteuern. Es wird den ganzen Elementezyklus und Ihren Organismus mit der nötigen Lebenskraft versorgen und so zum Gelingen Ihres Vorhabens beitragen.

Ihr *Feuerelement* wird Sie mit Freude und Güte unterstützen und Ihnen das Gefühl geben, stolz auf sich sein zu dürfen.

Ihr *Holzelement* wird Ihnen helfen, sich mit Ihrem Vorhaben durchzusetzen. Es wird Ihnen den Neubeginn dynamisch und verlockend gestalten und Ihnen helfen, Ihre »Neugeburt« wirklich zu feiern.

Das *Erdelement* als Funktionskreis der Mitte schließlich wird den Prozess des Sortierens, Aufnehmens und Ausscheidens leisten. Es wird Sie von Ballast befreien – im Körperlichen wie im Seelischen und auch in Ihrer Gedankenwelt. Dadurch werden die Beziehungen zu Ihren Mitmenschen wieder freier, harmonischer und lebendiger. Ihr Erdelement schenkt Ihnen mit Sicherheit die »richtigen Verbindungen«. Es ist Ihr Spezialist für die Vernetzung mit einer nährenden, unterstützenden Umwelt. Sie erhalten Komplimente, die Sie auf Ihrem Weg bestätigen.

Ihr neues Essverhalten wird sich langsam als neue Strategie in Ihrem Leben verankern. Dabei wachsen neue Glaubenssätze (»Ich bin schlank und attraktiv!«). Vielleicht bekommt auch einer Ihrer alten Werte eine neue Bedeutung. Ihre Identität wandelt sich schließlich ganz behutsam in die Richtung, von der Sie schon lange geträumt haben.

DIE FÜNF-ELEMENTE-SENIORENKÜCHE

Lebensjahre und Lebensfreude im Überfluss

Im Gegensatz zur westlichen Kultur genießen alte Menschen in China ein hohes Ansehen. Ihre Reife, ihre Lebenserfahrung, ihr Mut, sich dem Leben zu stellen, werden von ihren Mitmenschen hoch geschätzt. Junge Menschen lauschen gern ihren Erzählungen und orientieren sich an ihren durch das Leben gereiften Werten. In China ist es ein Kompliment zu sagen: »Was, Sie sind erst 70 Jahre alt? Sie sehen mindestens wie 80 aus ...« Wie wäre es, das Leben aus diesem Blickwinkel zu betrachten? Vielleicht entdecken Sie dabei auch ein wenig mehr Sympathie für Ihre älteren Mitmenschen und für Ihre eigene Reifung hin zur »goldenen Essenz« eines erfüllten Lebens.

Aus westlicher Sicht wird das Älterwerden fast ausschließlich mit Verzicht assoziiert. Nichts »funktioniert« mehr so, wie es sollte. Schon in der Lebensmitte fürchten sich viele Menschen vor diesem Zeitabschnitt. Dabei sollte er sie mit der Fülle gelebter Erfahrungen erfreuen und sich innerlich reich fühlen lassen. Das Leben ist ein einzigartiges Geschenk! Wenn Sie es pflegen und behüten, belohnt es Sie mit wachsender Tiefe und Reichhaltigkeit. Und kaum etwas eignet sich besser zur Pflege dieses Gutes als eine leckere Fünf-Elemente-Speise.

Viel Energie im hohen Alter

Laut der chinesischen Fünf-Elemente-Tradition bewahrt der Mensch seine Erbenergie in den Nieren auf (Seite 131). Ein Leben lang sollte er daher auf die Kraft seines Wasserelements achten. Das energievolle Wasserelement ebnet den Weg für ein langes, gesundes Leben. Sorgen Sie für warme Füße und einen kühlen Kopf – diese Empfehlung ist auch im Westen bekannt. Unter den Fußsohlen beginnt der Nierenmeridian. Warme, entspannte Füße schützen das Wasserelement. Vielleicht achten Sie in diesem Sinne öfter mal auf bequeme Schuhe und warme Socken? Alle nötigen Hinweise, wie Sie Ihr Wasserelement mithilfe der Fünf Elemente versorgen können, finden Sie ab Seite 130.

Achten Sie außerdem auf ein gut genährtes Erdelement (Seite 100). Es verbindet und verankert Sie in dieser Welt. Was könnte schließlich schöner sein, als

木
火
土
金
水

die goldenen Jahre des Alters im Kreise lieber Menschen zu verbringen? Weitergeben, was Sie angesammelt haben, und inspiriert werden von dem Schwung und der Lebendigkeit der Jüngeren …

Vielleicht sind Sie seelisch auch ab und zu schon mit der großen Reise in höhere Dimensionen befasst, die Sie eines Tages antreten werden? Ihr Metallelement (Seite 114) schenkt Ihnen die sanfte Philosophie des Übergangs. Würzen Sie Ihre Speisen mit ein wenig Pikantem, und entdecken Sie Lebensmut und Neugier auf Kommendes. Das Leben ist eine unendliche Transformation, und die Fünf Elemente helfen Ihnen dabei, sie zu genießen.

DIE FÜNF-ELEMENTE-KINDERKÜCHE

Kinder besitzen von Geburt an fast immer die richtige Intuition, um ihre Nahrung ihrer Konstitution und Bedürfnislage entsprechend auszuwählen. Vertrauen Sie darauf – und bieten Sie Ihrem Kind hochwertige Lebensmittel sowie leckere Gerichte auf Basis der Fünf Elemente.

In der Küche mithelfen, Zutaten kennenlernen, kreativ sein, gemeinsam Spaß haben – solche Erfahrungen helfen Kindern, Freude am gesunden, vielseitigen Essen zu gewinnen.

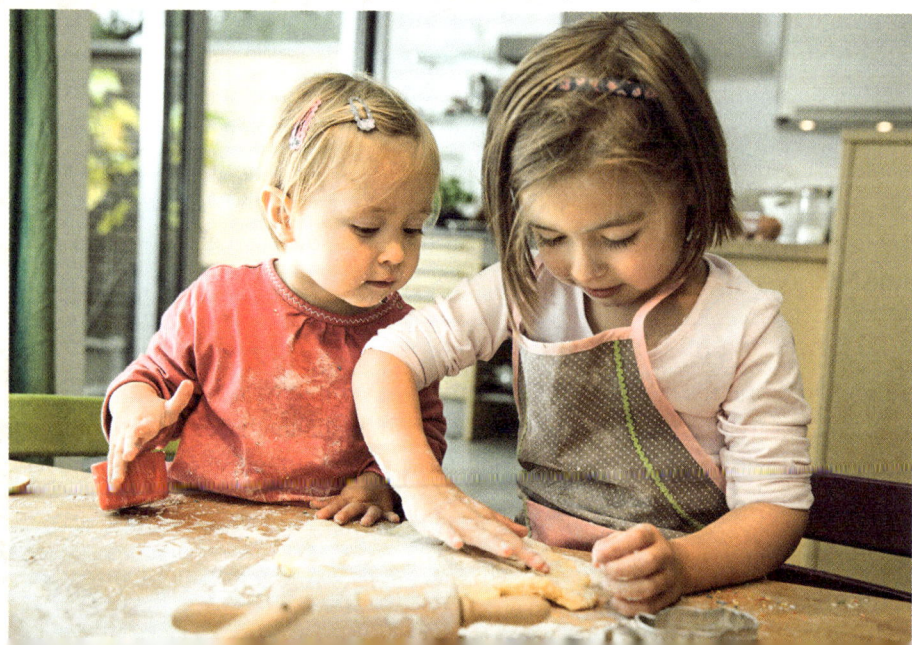

Unwiderstehlich sogar für junge Esser

Zahlreiche Untersuchungen in Krippen und Kindergärten haben sich mit der Frage beschäftigt, wie Kinder Nahrung auswählen. Das spannende Ergebnis: Dürfen sie frei wählen, ernähren sich viele Kinder wochenlang fast ausschließlich von einem bestimmten Lebensmittel. Dann wechseln sie abrupt und wählen das nächste, das sie wieder für eine Weile favorisieren. Entsprechende Tests haben gezeigt, dass Kinder mit extremen Gewohnheiten unterm Strich alle Nährstoffe bekommen, die sie brauchen. Sorgen Sie sich also nicht, wenn Ihr Sprössling wochenlang nur Spaghetti ohne Soße verlangt. Er stärkt damit einfach nur sein Erdelement. Die wichtigste Voraussetzung ist aber auch hier: Sorgen Sie für erstklassig produzierte Nahrung, also

- für ökologisch erzeugte Lebensmittel
- ohne künstliche Hilfsstoffe,
- ohne entwertende industrielle Verarbeitung,
- ohne raffinierten Zucker oder raffiniertes Mehl.

Spaghetti aus gebleichtem Industriemehl dienen nur als Magenfüller und spenden keine Energie. Inzwischen gibt es ökologisch produzierte Nudeln, die jeder Konkurrenz standhalten.

Zu erwarten, dass Kinder den verlockenden Angeboten an Fastfood und Schokoriegeln widerstehen können, ist leider illusorisch. Verbote und Maßregelungen helfen nicht weiter. Dienen Sie Ihren Kindern stattdessen als Vorbild, und lassen Sie sie ausprobieren und entdecken, was diese Welt so alles bietet. Am besten laden Sie Ihr Kind in die Küche ein und beteiligen es am Prozess der Nahrungszubereitung. Kinder lieben es, in die alltäglichen Verrichtungen der Erwachsenen einbezogen zu werden. Neben der aktuellen Erfahrung schenken Sie ihnen damit ein wertvolles Lebensmodell: Kochen und Essen als gemeinsame Genusskultur gibt Ihren Kindern auf dem Weg durchs Leben Geborgenheit und Selbstvertrauen.

Viel Bewegung im Holzelement

Kinder sind praktisch immer in Bewegung und verändern sich permanent – beides Charakteristika des Holzelements. Ein gut ausbalanciertes Holzelement ist daher die Basis für ein gesundes Kinderleben. Allzu ruhige, eher phlegmatische

Kinder leiden wahrscheinlich an Stauungen im Holzelement. Extrem unruhige, »hyperaktive« Kinder zeigen dasselbe Ungleichgewicht mit umgekehrtem Vorzeichen. Ihnen allen hilft erfrischende, kühlende Nahrung aus dem Holzelement: Zitronen- oder Apfelessigwasser. Säuerliche Kompotte und frische Äpfel regulieren das Holzelement und bringen es in seinen natürlichen Fluss.

Heimat finden im Erdelement

Kinder mit Gedeihstörungen, sehr niedrigem Körpergewicht oder Essproblemen zeigen eine Dysbalance im *Erdelement*. Manchmal ist zusätzlich das *Wasserelement* im Ungleichgewicht. Viel wärmende, heiße und neutrale Nahrung aus dem Erd- und Wasserelement verschafft Ihrem Kind körperliche Stabilität. Manche Kinder benötigen einige Zeit, um sich auf diesem Planeten zu beheimaten. Dabei stärkt ein energievolles Wasserelement die ursprüngliche Lebenskraft. Das ausgewogene Erdelement schenkt Geborgenheit und unterstützt die soziale Anbindung.

Auch Übergewicht weist auf eine Dysbalance im Erdelement hin. Die Energie stagniert, Schlackenstoffen sammeln sich an. Der Körper speichert seelischen Kummer in Form von Fettpolstern. Gleichzeitig besteht meist ein Stau im *Holzelement,* sodass sich die natürlichen Entgiftungsprozesse verlangsamen. Erfrischende Nahrung im Holzelement, warme und neutrale Nahrung im Erdelement und reichlich frisches Wasser – ab und zu mit einem Spritzer Zitronensaft oder einigen Blättchen Zitronenmelisse angereichert – lösen das Ungleichgewicht und ermöglichen neue Wege zu schlanker Beweglichkeit.

Zeiten des Übergangs

Kinder mit häufigen Infekten der Atemwege zeigen eine Dysbalance im *Metallelement*. Dieses Phänomen entsteht oft in Übergangszeiten, die von Abschied, Wandlung und Neubeginn gezeichnet sind: die Zeit des Abstillens, der Kindergarten- und Schuleintritt und natürlich die Pubertät.

Seien Sie in diesen Zeiten nachsichtig mit Ihrem Nachwuchs und sorgen Sie für ausbalancierte Nahrung im Metallelement. Ein paar pikante Gemüsechips, eine Knoblauchsoße zum Gemüse, eine wärmende pikante Brühe, die Yin und Yang gleichermaßen stärkt, sowie Pfefferminztee nähren und wirken unterstützend in Zeiten des Wandels.

Feuer und Freude

Von seltenen Ausnahmen abgesehen ist das kindliche *Feuerelement* fast immer im Gleichgewicht. Herz-Kreislauf-Probleme tauchen frühestens im Jugendlichenalter auf und sind auch dann selten und eher vegetativ, also nicht organisch verursacht. Kinder sind von Natur aus der Inbegriff von Freude. Selbst schwierige Zeiten, schreckvolle Momente und unschöne Ereignisse lassen sie los, um sich wieder der Freude zuzuwenden. Vorausgesetzt, es handelt sich nicht um tief gehende traumatische Erlebnisse.

Gut genährt in jeder Lebensphase

Folgende Schwerpunkte sollten Sie Ihren Kindern in der Fünf-Elemente-Ernährung während der einzelnen Lebensphasen anbieten (neben den oben beschriebenen Wahlmöglichkeiten für Ihr Kind selbst):

- Beim *Neugeborenen* ist die optimale Ernährung immer die Muttermilch. Ansonsten steht monatelang das Erdelement im Vordergrund. Alle natursüßen Obst-, Gemüse- und Getreidesorten bilden jetzt die passende Nahrung. Hirseflocken, Dinkel, Karotten – diese Klassiker stärken das Erdelement und helfen Ihrem Baby, sich gut in dieser Welt zu verankern.
- Beginnt das *Kleinkind* zu krabbeln, zu turnen und zu laufen, dann fordern die vielen neuen, aufregenden Erfahrungen das Holzelement heraus. Leicht säuerliche Früchte oder roter Früchtetee balancieren die Energie aus. Dies gilt auch weiterhin für Zeiten großer Bewegung, innen wie außen, seelisch wie körperlich, besonders für die oft anstrengenden, turbulenten Trotzphasen.
- In der *Kindergarten- und Schulzeit* und bis zum Pubertätsbeginn braucht Ihr Kind ausgewogene Kost aus allen Elementen. Zeigt es Auffälligkeiten eines Elements, weist dies auf energetische Ungleichgewichte hin: Zorn verweist aufs Holzelement. Traurige Zurückgezogenheit auf Metall und Erde. Oft hilft die passende Ernährung dabei, die Balance wieder herzustellen.
- Die größte Trotzphase im Leben eines jeden Menschen ist die *Pubertät*. Wieder wird etwas Neues geboren – der individuell geprägte Heranwachsende bereitet sich auf die Zeit als Erwachsener vor. Die Hormone fahren Achterbahn, das Holzelement steht unter Höchstspannung. Das Holzelement sollte in dieser Zeit besonders gut unterstützt werden.

木
火
土
金
水

SACHREGISTER

木
火
土
金
水

BUCHEMPFEHLUNGEN

Dawson Church/Isolde Seidel: *Die neue Medizin des Bewusstseins: Wie Sie mit Gedanken und Gefühlen Ihre Gene positiv beeinflussen können;* VAK Verlag, Kirchzarten 2013

Ilse Maria Fahrnow und Jürgen H. Fahrnow: *Leichtnahrung: Die neue Kraftquelle für Körper und Geist;* Allegria Verlag, Berlin 2010

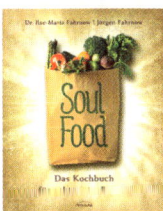

Ilse-Maria Fahrnow und Jürgen Fahrnow: *Soulfood: Das Kochbuch für achtsamen Genuss. Ein Kochbuch nach der 5-Elemente-Lehre (TCM);* Irisiana Verlag, München 2013

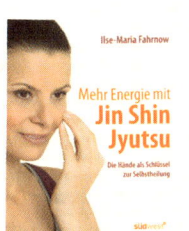

Ilse-Maria Fahrnow: *Mehr Energie mit Jin Shin Jyutsu: Die Hände als Schlüssel zur Selbstheilung;* Südwest Verlag, München 2012

Ilse-Maria und Jürgen Fahrnow: *Universelle Heilung;* Dr. Fahrnow Verlag, Utting am Ammersee 2014

Sandra Forster: *Das vegane Kochbuch;* Irisiana Verlag, München 2015

Ingfried Hobert: *Körperbewusstsein und Zellintelligenz;* Crotona Verlag, Amerang 2011

Misayo Kawashima Meindl und Anna Cavelius: *Schlank wie ein Buddha. Mit Achtsamkeit das Wohlfühlgewicht erreichen und halten;* Irisiana Verlag München 2015

Nicky Sabnis: *Nickys Veda. Mein ayurvedisches Kochbuch;* Irisiana Verlag, München 2014

Ulrich Warnke: *Die geheime Macht der Psyche;* Scorpio Verlag, Berlin und München 2014

Ulrich Warnke: *Quantenphilosophie und Interwelt;* Scorpio Verlag, Berlin und München 2013

HILFREICHE CDS

Hypnotherapeutische Übungen auf CDs
von Dr. Ilse-Maria und Jürgen Fahrnow, Dr. Fahrnow Verlag, Utting am Ammersee:

- *Bündnisse mit dem Organbewusstsein*
- *Die 5 Quellen der Kraft*
- *Erholsamer Schlaf*
- *Fünf Elemente und fünf Gefühle in Balance*
- *Heilende Hände, heilender Geist*
- *Ich bin in meiner Mitte*
- *Schmerzauflösung*
- *Schwaches Immunsystem*
- *Zellregeneration*

WEBLINKS

Weitere Infos, Seminarangebote, Bücher und CDs der Autoren: www.meisterkreise.de

Ein wöchentliches *Rezept-Abo* von Jürgen Fahrnow erhalten Sie auf Anfrage über das Kontaktformular auf dieser Website. Hier finden Sie auch einen Artikel zum Thema *Rolfing.*

Reinigungskuren nach Dr. Hulda Clark: www.drclark.de

Dr. med. Arne Elsen
Diabetologe mit spirituellem Zusatzangebot:
www.diabeteszentrum-hh-nordost.de

木
火
土
金
水

IMPRESSUM

Projektleitung: Nikola Hirmer
Redaktion und Satz: Text & Typo, Gräfelfing
Korrektorat: Claudia Kohnle, München
Bildredaktion: Tanja Zielezniak
Layout: Claudia Hautkappe, München
Umschlaggestaltung und Konzeption: Geviert – Büro für Kommunikationsdesign München

Druck & Bindung: Alcione, Trento
Printed in Italy

ISBN 978-3-424-15280-7

1. Auflage 2015

Bildnachweis

Cover: shutterstock (neung_pongsak/gresei/EM Arts/Danny Smythe/victoriaKh); Geviert

Innenteil:
Foodfotografie und Foodstyling: Mike Hofstetter; Styling: Nicole Franke

weitere Abbildungen:
Bridgeman Images: 54 (The Mirror of Food and Drink to Nourish Life (woodblock print), Japanese School, (19th century)/Biomedical Library, Los Angeles, CA, USA/Archives Charmet/Bridgeman Images); Corbis: 11 (Minden Pictures/Ingo Arndt), 158 (M. Dominik/Creative/Fancy); Fotolia: 4 (Rokfeler), 22 (7monarda), 57 (Monkey Business), 115 (assistant), 136 (Kzenon), 153 (Africa Studio), 165 (Alena Ozerova); Gettyimages: 45 (David Aaron Troy), 68 (michellealbert), 168 (Nils Hendrik Mueller); Irisiana Verlag: 29 (Christian M. Weiß), 149 (Mike Hofstetter); Istockphoto: 37 (Jasmina007), 72 (Chris Gramly), 106 (Nemo1024); Plainpicture: 32 (Aurora Photos/Patrick Orton), 63 (Stefanie Neumann); Shutterstock: Papierfond (Yuttasak Jannarong), 9 (Svitlana Amelina), 16 (Iakov Filimonov), 19 (Warut Prathaksithorn), 50 (Martin Novak), 61 (Bildagentur Zoonar GmbH), 66 (stockcreations), 78 (szefei), 90 (Liane M), 102 (amenic181), 121 (Artem Furman), 131 (Bildagentur Zoonar GmbH), 139 (Creative Travel Projects), 150 (Flas100), 162 (Surkov Vladimir)

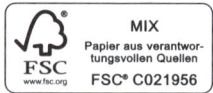

Verlagsgruppe Random House FSC®N001967. Das verwendete FSC®-zertifizierte Papier *Amber Graphic* liefert Arctic Paper, Kostrzyn, Polen.